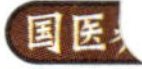

药房里买得到的
养生名方

张银柱◎编著

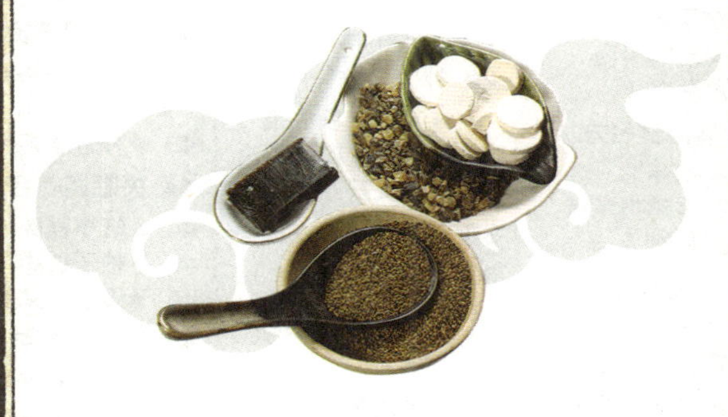

山西出版传媒集团
山西科学技术出版社

目录contents

特别提示：在使用书中介绍的方法之前，必须到医院进行诊断，并在医生指导下使用。

日常保健养生名方

补益气血名方

中医学认为，气是构成人体和维持人体生命活动最基本的物质，具有运动的活力，对人体生命活动有推动和温煦的作用，所以中医学主要以气的运动变化来阐述人体的生命活动。气虚一般指人体脏腑功能的衰退，抗病和适应能力的下降，症状常见气短懒言、精神萎靡、四肢乏力、易患感冒等，药膳是补气的好方法。

竹筒人参饭

适用人群 / 对头晕目眩、精神不振有一定的保健效果，尤宜于月经先期量多色淡，以及妊娠因气虚血亏而致胎动不安者。

用法及宜忌 / 分顿随量常食用。

原料 人参片6克，净乌鸡肉、优质大米、虾仁各50克，盐、味精、胡椒粉、葱姜汁、熟猪油各适量。

做法

1 乌鸡脯肉取下，余下的鸡肉和骨头入煲锅内用小火熬成浓鸡汤；乌鸡脯肉切成绿豆大小的肉粒，放入碗内，加盐、味精、胡椒粉、葱姜汁腌渍入味备用。

2 大米淘洗干净后与熬好的乌鸡汤和鸡肉丁拌好浸泡1小时。

3 取竹筒一节清洗干净，抹上少许熟猪油，然后把大米倒入竹筒内，放上虾仁，再放上人参片，撒上葱花盖好盖，上笼蒸熟即可。

功用解析 益气养血，宁心安神。人参补气养血，强壮身体。乌鸡甘平无毒，益助阳气，补肾。

补益鸡

适用人群／ 此方补气健脾、温中暖胃。适用于气短无力、肌肉不丰、食欲不振、胃腹胀痛等症；或病后体弱、精力未复者。

用法及宜忌／ 空腹服食适量，以少吃多餐为宜。人参有兴奋中枢神经的作用，失眠患者不宜服用，否则可加重病情。

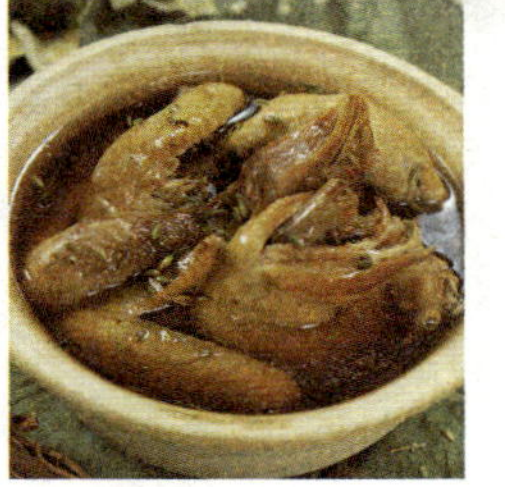

功用解析 补血养阴，宁心安神，润燥滑肠。

原料 老肥鸡1只，人参10克，小茴香15克，蜀椒（花椒）6克，酱油、甜酒各30毫升。

做法

1 老肥鸡去毛并去肠杂，洗净备用；人参切片；蜀椒去蒂，研末，与小茴香、甜酒、酱油拌和均匀。

2 将拌好的药料填入鸡肚内，隔水大火蒸至熟烂即可。

补虚正气粥

适用人群／ 适用于劳倦内伤、五脏虚衰、年老体弱、久病羸瘦、心慌气短、慢性泄泻、脾虚久病、食欲不振、气虚浮肿等一切气衰血虚之证。

用法及宜忌／ 分两份，每日早、晚餐空腹食用。3～5天为一疗程，间隔2～3天后可续服。

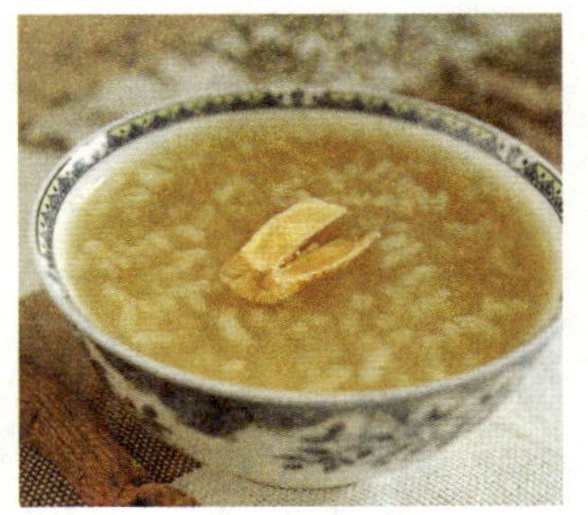

原料 黄芪30克，人参10克，大米90克，白糖适量。

做法

1 将黄芪、人参切片，用凉水浸泡30分钟，入砂锅煎沸，煎出浓汁后将汁取出，在参芪锅中加入凉水如上法再煎，取汁。将两次药汁合并。

2 药汁同大米加水煮粥，粥好后放入白糖调味即可。

功用解析 人参大补元气；黄芪味甘性微温，健脾补中，促进机体代谢，抗疲劳。

日常保健养生名方
强身健体名方

健康强壮的体魄是人人向往的，每个人因为先天身体状况不同，后天营养摄入和吸收不同，会有不同的体质。不管怎样的体质，后天的保养都是十分重要的，尤其是体质比较弱的人，平时更应多注意后天的营养。药膳为食、药两用，可以经常食用，是改善体质的首选方法。

杞杜鹧鸪汤

适用人群／ 适用于五脏虚损、腰膝酸软、头晕眼花者，以及孕妇先兆流产、胎动不安者作为补益食品。健康人食用能补虚强身。

用法及宜忌／ 佐餐服食。阴虚火旺者忌食。

原料 枸杞子30克，杜仲6克，鹧鸪1只，水发黑木耳、水发香菇各25克，胡椒粉、姜片、葱段、鸡汤、料酒、盐、鸡精各适量。

做法

1 鹧鸪宰杀，洗净，入沸水中焯透，捞出，切块；杜仲刮去老皮，洗净备用；水发黑木耳、水发香菇分别洗净。

2 锅中加入鸡汤，放入鹧鸪块、枸杞子、杜仲、姜片、葱段，中火炖60分钟至肉熟，放入黑木耳、香菇、胡椒粉、料酒、盐、鸡精煮熟即可。

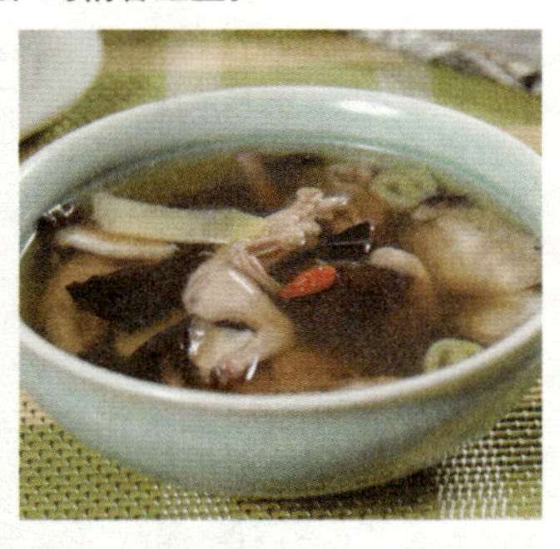

▶贴心提示

中医认为，适度紧张可调动机体正气，增强抗邪能力。“正气存内，邪不可干”，适度的紧张实质上是进行一次总动员，使肾上腺素分泌增强，心跳加快而有力，向机体器官供给更多的养料和阳气，从而提高机体免疫力。

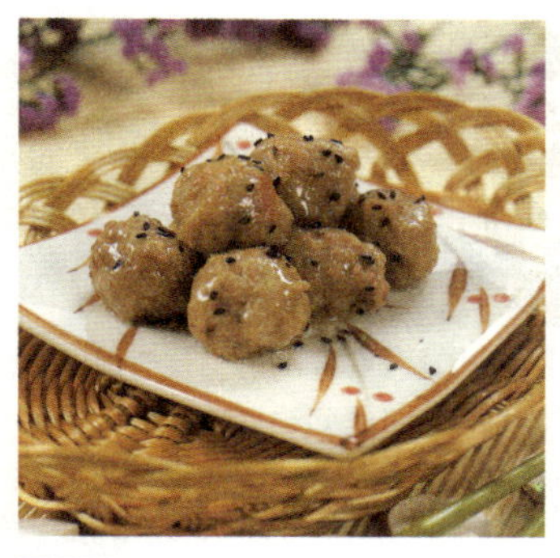

山药肉麻丸

适用人群 / 对消瘦、大便干燥、健忘、白发、脱发、低血糖、身体虚弱等有很好的食疗功效。

用法及宜忌 / 可常吃。

原料 黑芝麻10克，猪瘦肉末400克，怀山药粉50克，黄酒15毫升，盐3克，鸡蛋1个，植物油适量，鲜汤100毫升。

做法

1 将猪肉末，依次加入黄酒、盐、鸡蛋、怀山药粉30克、适量水拌匀，做成一颗颗肉丸；将黑芝麻倒入锅中翻炒至有香味，晾凉。

2 肉丸放入油锅炸至呈金黄色出锅；在鲜汤里加黄酒、盐烧沸；将余下的怀山药粉加少许水，调成薄糊，倒进锅内的滚汤里炒匀，放入肉丸，翻炒几下，盛出在肉丸上粘一层芝麻即可。

红枣甲鱼汤

适用人群 / 适用于腰膝酸软、乏力等症。健康人常食，可增强体力、防病延年。

用法及宜忌 / 佐餐食用。

原料 鲜冬虫夏草10克，活甲鱼1只，红枣20克，料酒、盐、葱段、姜片、蒜瓣、鸡清汤各适量。

做法

1 将甲鱼宰杀，去内脏，洗净，剁成4大块，放锅中煮沸捞出，割开四肢，剥去腿油洗净；红枣用沸水浸泡。

2 甲鱼放汤碗中，上面放冬虫夏草、红枣，加料酒、盐、葱段、姜片、蒜瓣和鸡清汤，上笼隔水蒸2小时，取出，拣去葱段、姜片即可。

功用解析 滋阴益气、补肾固精、抗疲劳。甲鱼有滋补肝肾、清虚热的作用；冬虫夏草补肺、益肾阳；红枣和中健脾、益气生津。

日常保健养生名方
健脑益智名方

智力不足，临床常见于肝肾亏损、心气不足、脾肾两亏、气血虚弱，以至于语言迟钝、视物模糊、记忆力差、思考问题迟缓。益智常用中药主要有:益智仁、远志、桂圆肉、当归、川芎、麦冬、石菖蒲、熟地、茯苓、核桃肉、山药、人参、枸杞子、桑葚、银耳、莲子、芡实、蜂蜜、蜂乳等。益智常用的食物有：花生仁、黄豆、豆腐、苹果、葡萄、牛肉、鸽肉、鸡肉、鹌鹑、鱼头、蛋类、海参、虾类等。

鱼头豆腐汤

适用人群 / 适用于用脑过度、头昏、记忆力减退等。

用法及宜忌 / 常人食用也可健脑益智。

原料 桂圆肉 25 克，核桃仁 30 克，鲢鱼头 1 个(约 500 克)，豆腐 250 克，料酒 15 克，姜 10 克，葱 15 克，胡椒粉、鸡油、味精、盐各 3 克。

做法

1 将桂圆肉、核桃仁洗净；鱼头去鳃、去鳞，洗净；豆腐洗净切3厘米宽、5厘米长的块；姜洗净，切片；葱洗净，切段。

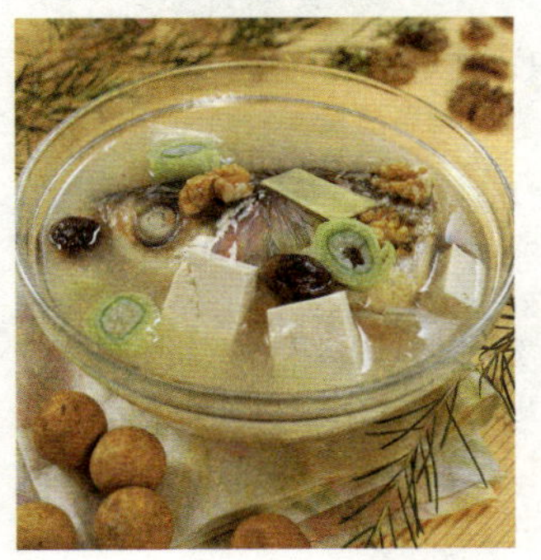

2 将鱼头、桂圆肉、核桃仁、姜、葱、豆腐块、料酒同放炖锅内，加水1200毫升，用大火烧沸，小火煮30分钟，加入盐、味精、鸡油、胡椒粉即可。

功用解析 本品健脑益智。桂圆肉补心脾、益气血；鱼头补脑；豆腐益气和中、生津润燥、清热解毒；核桃仁味甘，无毒，有补肾健脑、肥健机体、润泽肌肤的作用。

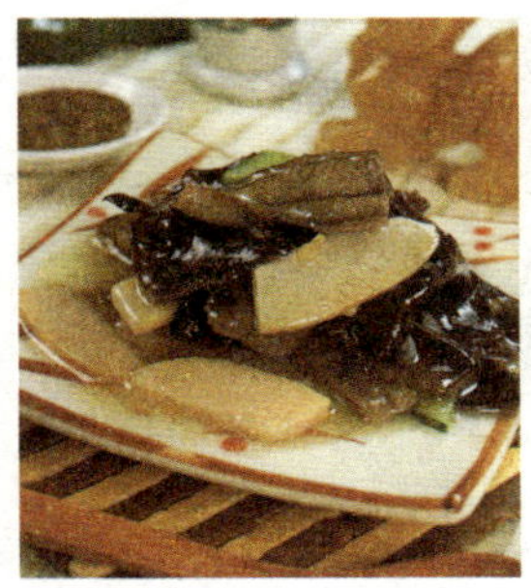

益智鳝段

适用人群／ 益智增力。

用法及宜忌／ 本方适合秋冬季食用。

原料 干地黄、菟丝子各12克，净鳝鱼250克，笋、黄瓜各10克，水发黑木耳15克，酱油、味精、盐、水淀粉、料酒、胡椒粉、姜末、蒜末、香油、白糖、植物油各适量，鸡蛋1个（取蛋清），高汤少许。

做法

1 将菟丝子、干地黄煎两次，取汁过滤；鳝鱼肉切成鱼片；笋、黄瓜分别洗净，切方片。

2 将鳝鱼片放入碗内加水淀粉、蛋清、盐、药汁煨好，放温油中化开，待鱼片泛起，滗入笊篱。

3 原锅留底油，炸香蒜末、姜末，下笋片、黄瓜片、木耳、鱼片，加盐、味精、白糖、料酒、酱油、高汤，淋香油出勺装盘，撒上胡椒粉即可。

桂圆红枣粥

适用人群／ 适用于贫血、产后虚弱、健忘失眠、记忆力减退等辅助治疗。

用法及宜忌／ 每日1次，每次1碗。做早、晚餐或当午后点心食用。内热之人不宜食用。

原料 桂圆30克，红枣10颗，大米50克，黄芪片少许。

做法

取带壳桂圆，剥去果皮，去核取肉，同红枣、大米、黄芪片一并加水煮粥即可。

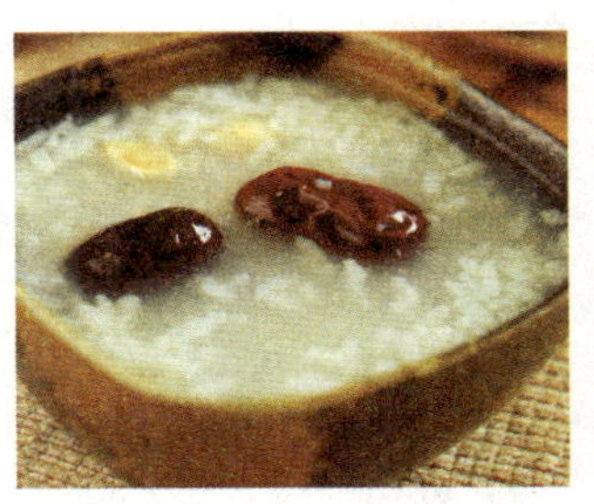

功用解析 本品健脾补心、养血安神。桂圆肉食药兼优，性味甘温，归心脾二经，补脾养心，为养心益智之要品；红枣补中益气，养五脏，治虚损。

日常保健养生名方
滋阴壮阳名方

阴阳引入医学领域，即把人体具有推动、温煦、兴奋等作用的物质和功能，统称为“阳”；具有凝聚、滋润、抑制等作用的物质和功能，统称为“阴”。阴阳在人体是互根互用的，是人体生命的根本。所以，中医把疾病的根本原因，归为阴阳失调，如果阴阳离绝，人就会死亡。滋阴壮阳就是对于阴阳偏虚或失调状态的调节方法。

鸡丁炒核桃

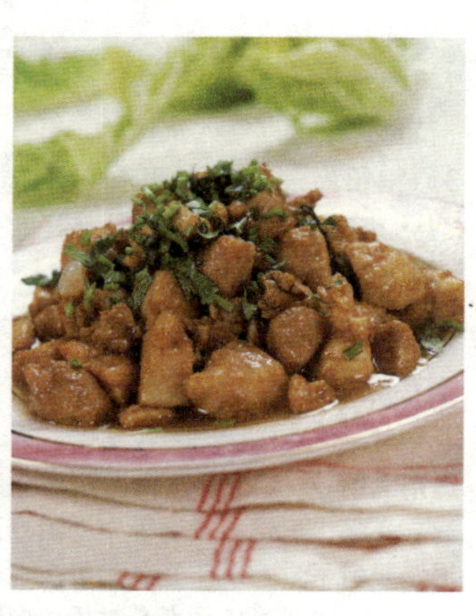

适用人群／ 心悸、失眠、健忘、脑力衰退、体虚食少、眩晕乏力、面色憔悴、神经衰弱等症。

用法及宜忌／ 可经常食用。核桃一般不与酒同食，过多易使人咳血。

原料 嫩鸡肉200克，核桃仁3个，桂圆肉10克，鸡蛋1个，香菜末50克，盐、白糖、豆粉（淀粉）、香油、植物油、酱油、葱、姜、胡椒粉各适量。

做法

1 核桃仁入热油锅炸熟，切成细粒；桂圆肉洗净后切成细粒；鸡肉洗净去皮，切成0.5厘米见方的肉丁，用盐、白糖、胡椒粉腌渍；葱、姜洗净，切末；鸡蛋加豆粉和水调成汁。

2 炒锅放油烧热，加葱末、姜末炒一下，下鸡丁翻炒，加入酱油，炒至将熟时，下入核桃、桂圆肉拌炒，倒入鸡蛋汁，最后加入香菜末、香油拌匀即可。

功用解析 核桃含有多种微量元素，对肾虚腰痛、小便频数、遗精阳痿有很好的补益功效，配以温中益气、补肾填精的鸡肉，有很好的滋补功效。

姜附焖羊肉

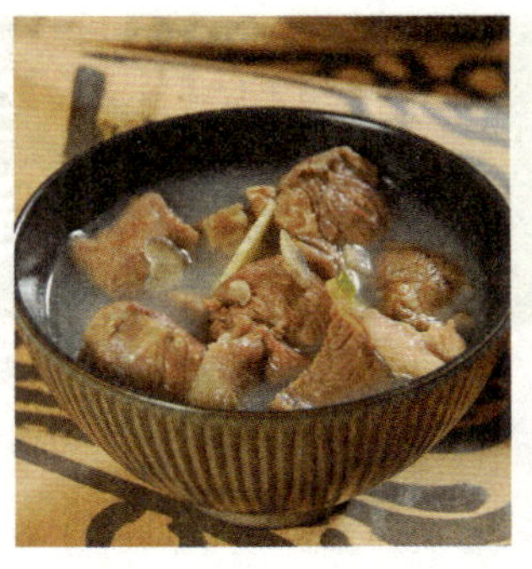

适用人群／适宜于中老年男性经常食用，能增强体质、固肾强精、补充体力、有效增强机体免疫力。

用法及宜忌／吃肉喝汤并尽量吃姜。

原料 生姜片150克，熟附子25克，羊瘦肉250克，植物油、料酒、白糖、鸡精、盐、香油各适量。

做法

1 羊瘦肉洗净，切块。

2 锅内倒油烧热，放入生姜片炒出香味，下入羊肉片，烹入料酒，加熟附子、盐、白糖翻炒，再加适量清水，大火煮沸后转小火焖煮40分钟。

3 焖煮至肉烂汁浓时，加鸡精、香油调味后出锅即可。

功用解析 《本草纲目》记载：羊肉具有“暖中补虚，开胃健力，滋肾气，养肝明目，健脾健胃、补肺助气”等功效。因此，常吃羊肉可以祛湿气、避寒冷、暖心胃、补元阳，是滋阴壮阳的佳品，尤其适合秋冬服用。

芹菜肉丝

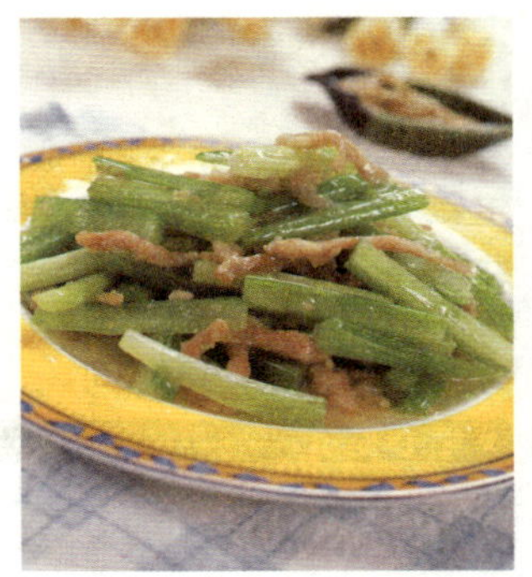

适用人群／适用于肝阳偏亢、肝火上扬所致的头痛目赤、眩晕、耳鸣、肢体麻木、痉挛抽搐等病症。

用法及宜忌／每天适量佐餐食用。

原料 芹菜500克，猪瘦肉100克，盐、味精、葱丝、姜丝、植物油各适量。

做法

1 将芹菜去叶及老根，洗净，切成小段，放沸水锅内烫一下，捞出用凉水过凉，沥干；猪瘦肉洗净，切丝。

2 将炒锅置火上，锅内加植物油，烧热放入葱丝、姜丝、肉丝，煸炒至肉丝熟后，加芹菜段，翻炒均匀，加盐、味精调味后出锅即可。

日常保健养生名方
开胃消食名方

食欲不振多由脾胃虚弱、腐熟运化不及所致；或情志失调，伤脾引起。治疗当以运脾开胃为基本法则，脾运失健者，当以运脾和胃为主；脾胃气虚者，治以健脾益气为先；若属脾胃阴虚，则应以养胃育阴之法。此外，理气宽中、消食开胃、化湿醒脾之品也可酌情应用。

参苓粥

适用人群／本粥具有益气补虚、健脾养胃之功效。

用法及宜忌／有内热烦躁的患者不宜食用。

原料 人参5克（或用党参15克），茯苓15克，生姜3片，大米100克，冰糖适量。

做法

将人参、生姜切片，茯苓研成粗末，浸泡30分钟后煎取药汁共2次，将2次药汁混合后分早晚2次同大米煮粥，待粥熟时，放入适量冰糖调味即可。

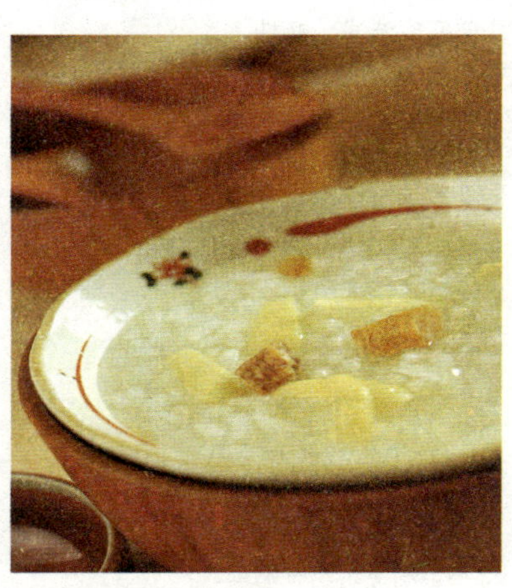

功用解析 人参益气补虚、健脾养胃；茯苓健脾利湿。

▶贴心提示

此粥有开胃消食功效，因脏腑虚损、消化功能下降的癌症患者也可食用，如仅补充大量营养物质，往往因胃不纳食、脾不运化，出现脘腹作胀、便溏等症。另外营养物质进入体内未能分解，不为机体所用，虽进食不少却补益甚微者也适用。本粥选用人参、茯苓等中药，有补脾健胃功能，性味温和，对脾胃虚弱有辅助治疗作用。

荷香鸡肉米饭

适用人群／ 暑盛引起食欲不振、脾胃虚弱者。

用法及宜忌／ 可作为保健食品经常食用。

原料 大米300克，鸡肉200克，鲜荷叶2张，盐、味精、啤酒、白糖、熟猪油、生抽、蚝油、甜面酱各适量。

做法

1 将大米淘净用水浸泡3小时，沥水备用。

2 鸡肉洗净切成小丁粒，放碗内，加盐、味精、啤酒、白糖、生抽、蚝油、甜面酱拌匀后腌渍30分钟，使其入味备用。

3 把荷叶切成10小张，入沸水锅中烫软后，用凉水漂凉，沥干水，把沥干水的大米加少量啤酒和熟猪油拌匀。

4 将荷叶铺开，先放适量大米摊平，然后放鸡肉丁，再放一层大米，用荷叶包好后放入蒸笼内蒸约1小时，至米饭熟透时即可。

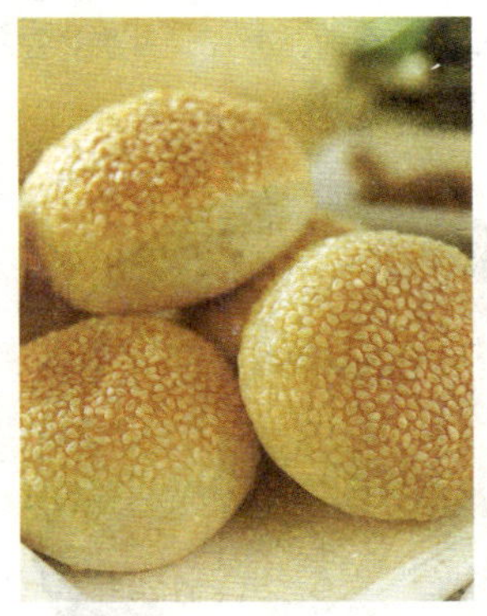

功用解析 焦山楂、鸡内金、麦芽、谷芽消食化积，增进食欲。

消积饼

适用人群／ 老人、小儿之食积胃纳少及食欲减退者。

用法及宜忌／ 每于饭前后食1个小饼。肾脾虚气弱者不宜服用。

原料 鸡矢藤、苦荞头、隔山撬、焦山楂、麦芽、谷芽各200克，鸡内金、莱菔子各100克，白萝卜汁1000毫升，白芝麻50克，面粉、白糖、小苏打粉各适量。

做法

1 将所有药材炒后，研成粉末。

2 将面粉与药末混合，加小苏打粉、萝卜汁制成饼，撒白糖、白芝麻烤熟即可。

日常保健养生名方
消除疲劳名方

时常感到持续性疲乏无力、精神萎靡、记忆力减退、思维混乱、头晕眼花、腰膝酸软、心悸气短、心烦少寐等，临床检查无明显疾病。这种介于健康与疾病之间的表现称为“疲劳综合征”。中医学以阴阳五行、脏腑经络理论为基础进行辨证施治，取得一定的疗效。按中医方剂学的组方原则和药物食物的性能选配而组合的药膳，对这种慢性疾病的预防和治疗更具一定的优势。

抗疲强身汤

适用人群 / 气血不足、精神不振者。

用法及宜忌 / 吃肉喝汤。

原料 人参、黄芪各 15 克，白术、茯苓、菟丝子、山药、当归、地黄各 10 克，猪肉、鸡肉各 500 克，猪骨 1000 克，葱段、姜片、白菜叶各 30 克，料酒 25 毫升，盐、味精、胡椒粉、鸡汤各适量。

做法

1 将猪骨洗净，敲碎；鸡肉、猪肉分别洗净切块。

2 将各味中药用纱布包好，与猪骨、猪肉、鸡肉同放锅内，加鸡汤及白菜叶、葱段、姜片、料酒煮熟，加盐、味精、胡椒粉调味即可。

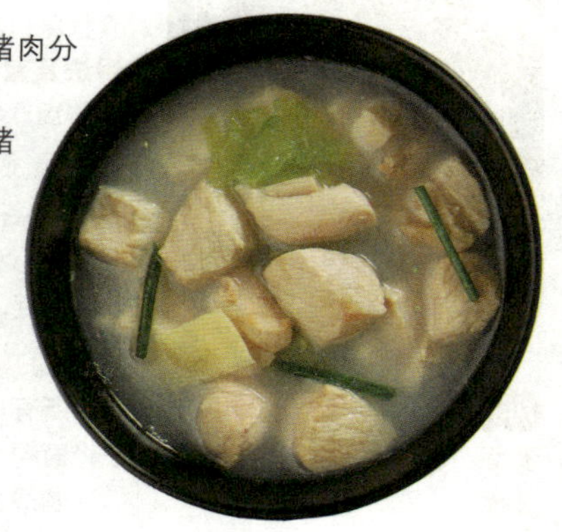

功用解析 补中益气，生津，恢复体力、抗疲劳。

苁蓉鲜鱼汤

适用人群／ 适用于肝肾亏虚所致的疲劳、性功能减退等症。

用法及宜忌／ 食鱼肉、饮汤。

原料 鲜鱼肉 400 克，肉苁蓉 15 克，白菜片、粉丝、豆腐块、酱油、料酒、味精、盐、胡椒粉各适量。

做法

1 鱼肉洗净，切片；肉苁蓉切成薄片。

2 锅内(或火锅)加水，放入酱油、料酒、盐、味精，将鱼片、肉苁蓉片、白菜片、豆腐块、粉丝一同入锅煮熟，再加入胡椒粉调味即可。

功用解析 本品可补肾强精，消除疲劳，调节人体机能。肉苁蓉补肾益精、强筋健骨。

虫草红枣炖甲鱼

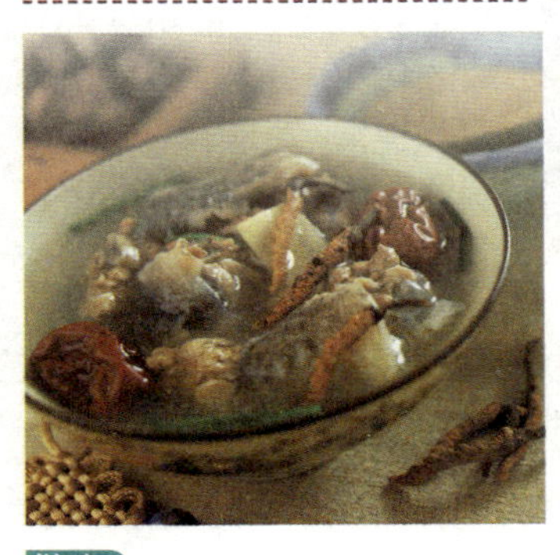

适用人群／ 适用于腰膝酸软、月经不调、遗精、阳痿、早泄、乏力等症。健康人常食，可增强体力、防病延年、消除疲劳。

用法及宜忌／ 佐餐食。不宜与橘子、猪肉、兔肉、鸭肉、鸭蛋、芥末、紫苏、薄荷同食。

原料 冬虫夏草 10 克，活甲鱼 1 只，红枣 20 克，料酒、盐、葱段、姜片、蒜瓣、鸡清汤各适量。

做法

1 将甲鱼宰杀，去内脏，洗净，剁成大块，放锅中煮沸捞出，割开四肢，剥去腿油洗净；冬虫夏草洗净；红枣用沸水浸泡至软。

2 甲鱼放汤碗中，上放冬虫夏草、红枣，加料酒、盐、葱段、姜片、蒜瓣和鸡清汤，上笼隔水蒸2小时，取出即可。

日常保健养生名方
止咳润肺名方

肺司呼吸，清气由肺吸入，是人体气的主要来源之一，肺司呼吸的功能正常与否，直接影响着气的生成。呼吸均匀和调，气的生成来源不匮乏。若呼吸功能减弱，就会导致一系列疾病。所有呼吸障碍的病人平时均可通过调节肺的功能来养病。

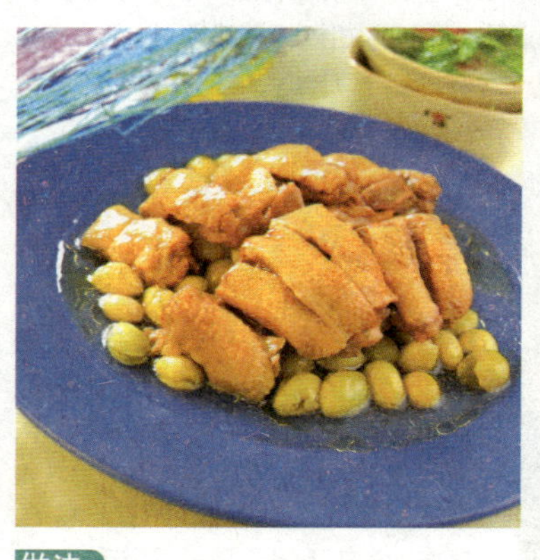

白果蒸鸭

适用人群／适用于骨蒸痨热、咳嗽水肿、哮喘咳嗽等症。

用法及宜忌／可分几次吃鸭。

原料 白果200克，水盆鸭1只，猪油500毫升(实用60毫升)，料酒15毫升，清汤500毫升，生姜10克，葱20克，盐6克，胡椒粉、味精、花椒各3克，水淀粉适量。

做法

1 将白果去壳，煮熟，去皮膜，去心，在猪油锅内炸一下，捞出。

2 将鸭洗净，用盐、胡椒粉、料酒抹匀鸭身后，放入盆内，加入生姜、葱、花椒，上笼蒸50分钟取出。

3 拣去生姜、葱、花椒，用刀从鸭背脊处切开，去骨，铺在放有白果的盘中，倒入蒸鸭的原汁，蒸30分钟。

4 锅内倒入清汤，加余下的料酒、盐、味精、胡椒粉、水淀粉少许勾芡，放少许猪油，将汁液淋于鸭上。

功用解析 本品滋阴养胃，利水消肿，定喘止咳。白果可益肺气、治咳喘、止遗尿、护血管，增加血流量等。

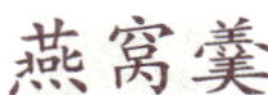

燕窝羹

适用人群／ 适用于虚损劳积、咳嗽痰喘等症。

用法及宜忌／ 可经常食用。

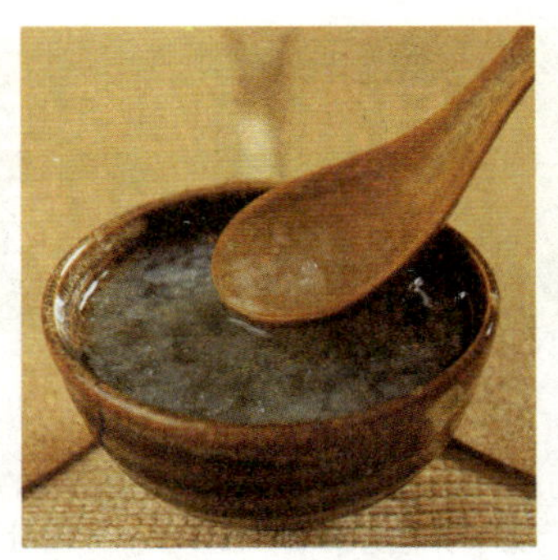

原料 燕窝3克，冰糖30克。

做法

1 将燕窝放入盅内，加温水浸泡松软后，择去燕毛，捞出洗净，沥水，撕成细条，放入干净的碗内备用。

2 将干净的锅加清水，倒入冰糖屑，置小火灼开溶化，撇去浮沫，用纱布滤杂质，再倒入净锅内，放入燕窝，加热至沸后，盛入净碗中即可。

功用解析 燕窝养阴润燥，益气补中。燕窝含有丰富的蛋白质、磷和钙质，有利于增强机体的免疫功能。

虫草龟

适用人群／ 适用于久病体虚，肺虚燥咳等。

用法及宜忌／ 饮汤吃龟。

原料 虫草5克，沙参6克，净金钱龟1000克，火腿肉25克，熟猪瘦肉1000克，鸡汤、猪油、味精、盐、胡椒粉、生姜、料酒、葱段各适量。

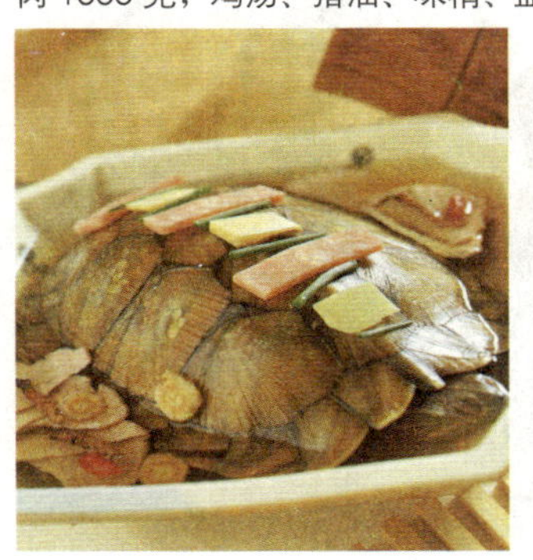

做法

1 将锅内加猪油，烧热，放入姜片和葱段，煸香后，倒入龟肉，共炒片刻；烹入料酒，倒入沸水，烧沸5分钟，捞出。

2 取沙参放在盆底，再将龟肉盖于上面；将虫草、火腿、猪瘦肉放在龟肉四周，放入鸡汤、盐、味精、胡椒粉，入蒸笼内蒸熟取出即可。

日常保健养生名方
防癌抗癌名方

癌症是机体内异常细胞的过度繁殖增生，从而损害健康的一类疾病。研究发现，80%～90%的癌症与环境因素有关，如地理条件、生活方式等。如果对这些因素采取适当的措施，就可以达到防治癌症的目的。在诸多养生方式中，饮食调养无论对于防癌还是治癌都是至关重要的。

龙眼甲鱼

适用人群 / 适用于肝硬化伴有低热、肝脾肿大患者，并可作为放疗或化疗期间的辅助治疗膳食，效果颇佳。

用法及宜忌 / 吃肉、桂圆、山药，喝汤。有内热烦躁的患者不宜食用。

原料 甲鱼 1 只（约 500 克），怀山药、桂圆肉各 30 克。

做法

1 先将甲鱼宰杀，去杂肠，洗净。

2 连甲带肉与山药、桂圆肉放入锅内加适量水，用小火隔水炖至烂熟。

功用解析 甲鱼滋身健体，清虚热；怀山药、桂圆肉补肝肾、益心脾。本品能扶正气、抗癌肿。

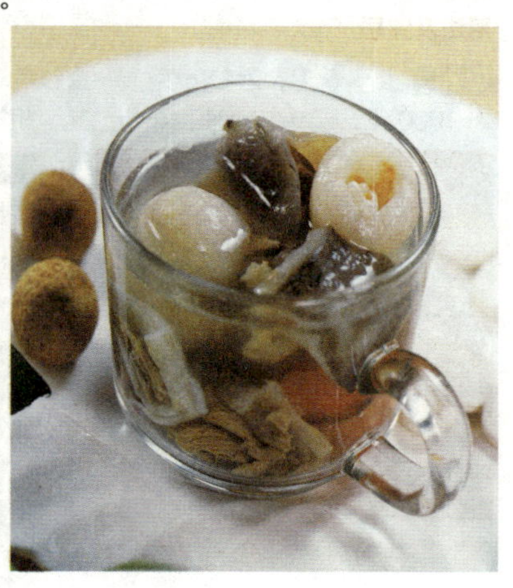

▶贴心提示

皮肤、乳腺、舌部或身体其他部位出现可触及的不消肿的肿块，或者咳血、咽部异物感，或者体重急剧下降等，都是身体出现癌变的早期信号。

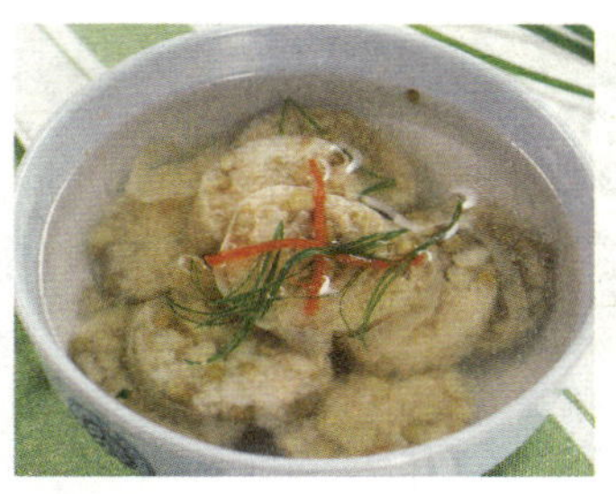

绿豆糯米酿猪肠

适用人群 / 适用于肠癌便血或其他癌肿体虚肠燥便秘者。

用法及宜忌 / 随量食用。

原料 猪大肠1段（约40厘米长），绿豆、糯米适量（用量是2：1），冬菇2朵，盐、胡椒粉各适量。

做法

1 将绿豆、糯米分别洗净，清水浸3小时；冬菇洗净，切细粒；猪大肠洗净。

2 把绿豆、糯米、冬菇粒拌匀，加盐、胡椒粉调味，放入猪大肠内（不要装太满，并留有少许水），大肠两端用线扎紧。

3 把酿好的猪大肠放入瓦锅内，加适量清水煮2小时，取出切厚片即可。

功用解析 本品可滋润补虚、养血止血。

黄芪瘦肉汤

适用人群 / 适用于脾肾阳虚之肠癌。

用法及宜忌 / 食肉饮汤。每日1剂，分2次食完，连续服食5～7日。

原料 黄芪50克，红枣10颗，槐花10克，附片6克，猪瘦肉150克，盐、花椒、大蒜、葱段、姜片、酱油、味精各适量。

做法

猪瘦肉洗净，切丝；药材用纱布包好，与猪肉、姜片、花椒、大蒜、葱段一同放入砂锅内，加适量清水煎煮，先用大火烧沸，再用小火慢炖，至熟烂后，加盐、酱油、味精调味即可。

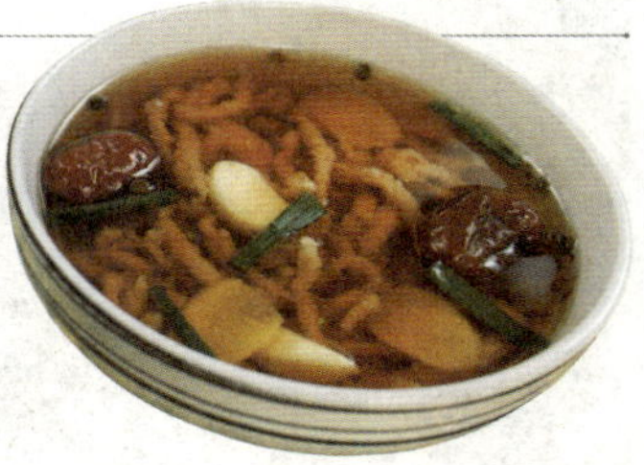

功用解析 附片温肾补虚；黄芪健脾益气，止血消肿。二者入膳，能提高机体免疫力。

▶贴心提示

民间常以黄芪为主，配以其他药物或佐料，作为保健防病的食疗方，如黄芪煮黑豆、黄芪红枣汤、黄芪大米粥、黄芪杞子汤等。

日常保健养生名方
乌发明目名方

中医认为发为血之余，发为肾所主；肾之华在发，血之荣在发。要想使头发乌黑，不仅是要精心护理外部，更要务使肾之精气旺盛，因此，药膳在乌发美容中有非常重要的作用。要使眼睛明亮，则可多食对眼球和视神经有帮助的食物，如：肝脏、河鳗、胡萝卜、油菜、茼蒿、芥菜等。

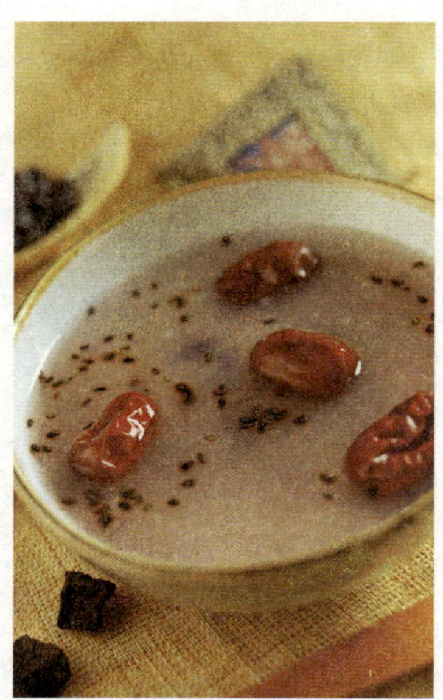

功用解析 中医认为，黑色入肾，黑豆、黑芝麻均为黑色食品，有补肾作用。因为肾主毛发，所以这些食物均为补肾、乌发护发的佳品。

首乌黑豆粥

适用人群／ 白发症、气血两虚患者食用尤佳。

用法及宜忌／ 每日1次，每次喝粥150～200毫升。

原料 制首乌20克，黑豆、黑芝麻、冰糖各30克，红枣6颗，大米100克。

做法

1 制首乌、黑豆、红枣、黑芝麻、大米洗净；冰糖捣碎。

2 将除冰糖之外的原料放入锅内，加适量水，置大火上烧沸，再用小火煮45分钟，加入冰糖搅匀即可。

贴心提示

脂肪摄入过多会出现脂溢性脱发，这时须进行饮食控制；颈椎病患者会出现头部神经营养障碍，造成脱发，严重者患心脏病的概率会增大。

桂圆莲子粥

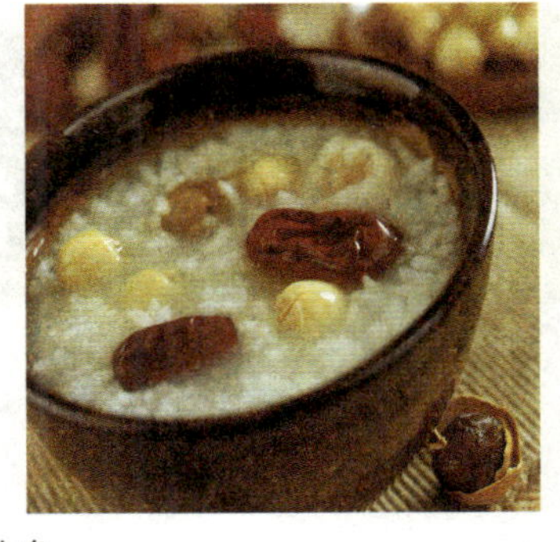

适用人群／ 心脾虚引起的心慌、失眠、体虚乏力、须发早白、头发脱落等。

用法及宜忌／ 可经常食用，尤其是心脾虚的患者。内热盛、大便干燥者不宜服用。

原料 桂圆肉、莲子各 15 克，红枣 5 颗，糯米 50 克，白糖适量。

做法

1 莲子去皮、心，洗净；红枣去核，洗净。

2 将糯米、红枣、桂圆、莲子倒入锅内，加适量水，大火烧沸，小火煮熟，加白糖拌匀即可。

功用解析 桂圆补心脾，是滋补美容的良药；莲子具有补脾止泻、益肾固精、养心神之功效，《本草拾遗》载食莲子可使头发乌黑不老。

何首乌鸡

适用人群／ 适用于面色发黄，头发发白、脱落，四肢无力等。

用法及宜忌／ 血虚可经常食用。本方为阴柔之品，大便溏稀者不宜服用。

原料 鸡 1 只，何首乌 20 克，当归 5 克，枸杞子 10 克，姜片、葱段、盐、酱油、料酒、胡椒粉、植物油、鸡汤各适量。

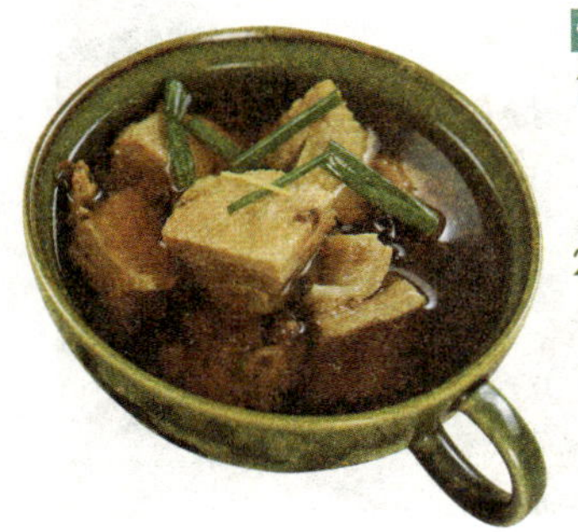

做法

1 鸡洗净入沸水中焯去血水，捞出，剁成块；何首乌、当归、枸杞子分别洗净备用。

2 锅置大火上，放入植物油烧热，下姜片、葱段煸香，入鸡块、盐、酱油、料酒、胡椒粉、鸡汤、枸杞子、何首乌、当归（用纱布包裹后放入），开锅撇去浮沫，改小火烧熟即可。

日常保健养生名方
延缓衰老名方

科学家认为，人的正常寿命应该可以达到120岁，但能活到这个年龄的人却很少，主要原因就是在达到正常寿命之前，被疾病夺去了生命。衰老是不可抗拒的自然规律，但如果能够保健，就可以延缓衰老，提高生命质量。中医学认为，人的衰老主要是肾气的衰退引起的，所以，防衰延寿多从补肾立论，药膳是防衰延寿的主要方法之一。

鲫鱼奶白汤

适用人群 / 适用于体虚、皮肤粗糙无光泽等症。

用法及宜忌 / 正常人可作为保健食品经常食用。

原料 鲫鱼 500 克，植物油 300 克，料酒 10 毫升，酱油 20 毫升，盐 9 克，陈皮、白糖各 5 克，姜、蒜瓣、豆瓣酱、香菜段各适量。

做法

1 鲫鱼去鳃、鳞，洗净，以油煎黄备用；姜洗净，切丝；蒜瓣洗净，切片。

2 炒锅倒上油，放入鲫鱼小火煎一会儿，再翻另一面煎至微黄，放入酱油、豆瓣酱、料酒、陈皮、白糖、盐、姜、蒜，加入适量水，用大火烧沸，再用小火炖熟至汤成奶白色，撒上香菜段即可。

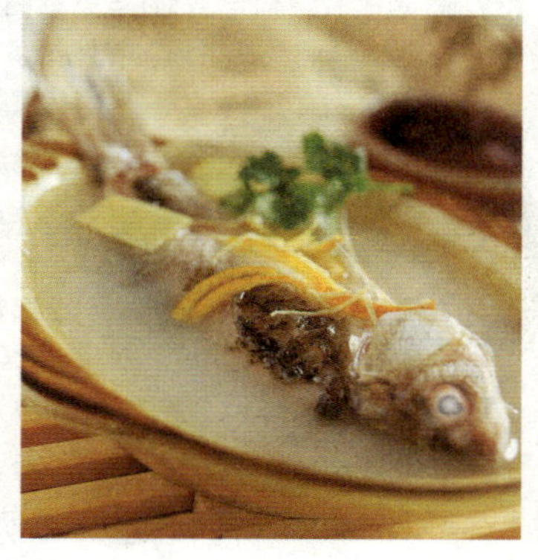

功用解析 鲫鱼所含的蛋白质齐全，而且质量较高，易于消化吸收，有健脾利湿、和中开胃、活血通络、温中下气之功效，对脾胃虚弱、水肿、溃疡、气管炎、哮喘、糖尿病患者有很好的滋补食疗作用。

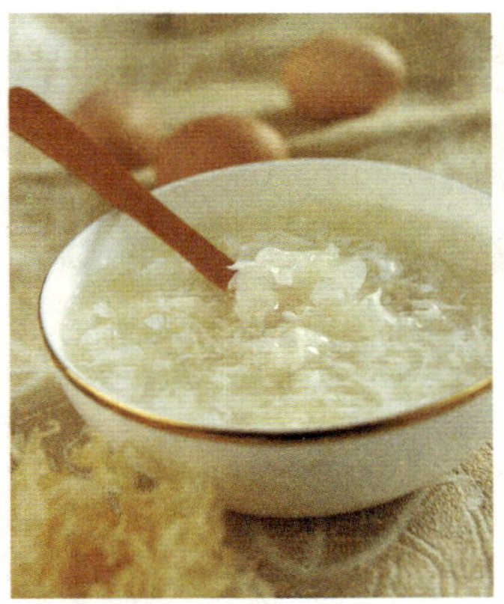

银耳羹

适用人群／ 高血压、血管硬化、肺虚久咳、久病体弱、神经衰弱、失眠等症的患者，坚持常服，将会取得满意的效果。

用法及宜忌／ 脾胃虚寒者少食。

原料 银耳 15 克，冰糖 150 克，鸡蛋 1 个，猪油少许。

做法

1 把银耳在温水中浸泡30分钟，除去杂质、泥沙，撕成朵，放入锅中，加入适量水，置大火上烧沸，移小火上炖熬3小时，待银耳熟透为止。

2 冰糖放入另一锅中，加水适量，置大火上熬化成汁，对入鸡蛋清搅匀后，撇去浮沫，将糖汁缓缓冲入银耳锅中，起锅前，加少许猪油，使之更加滋润可口。

萝卜炖羊肉

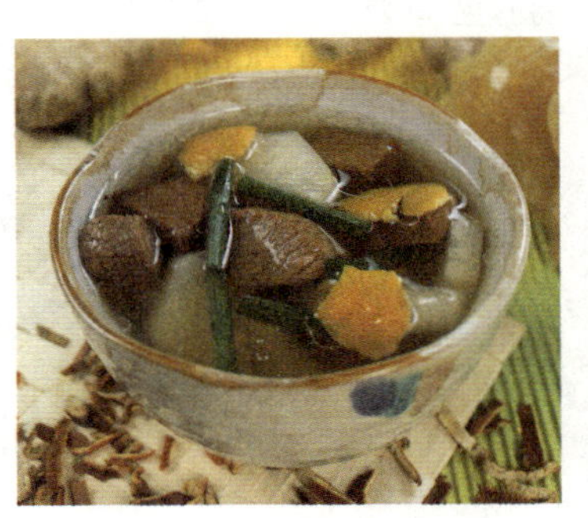

适用人群／ 适用于胃寒腹胀、消化不良、咳嗽等，对人体有滋补作用。

用法及宜忌／ 萝卜不能与人参同食。

原料 萝卜 100 克，羊肉 50 克，陈皮 10 克，料酒、葱、姜、盐、味精各适量。

做法

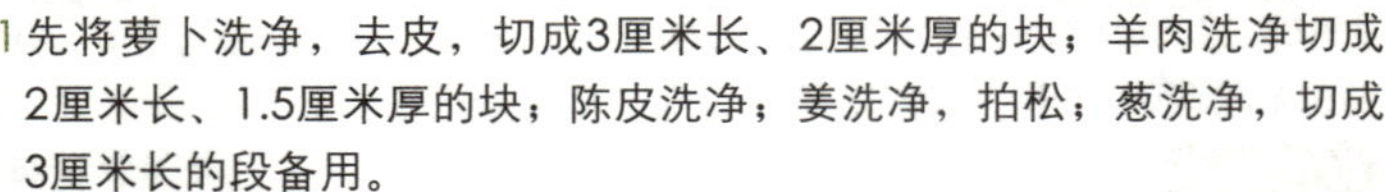

1 先将萝卜洗净，去皮，切成3厘米长、2厘米厚的块；羊肉洗净切成2厘米长、1.5厘米厚的块；陈皮洗净；姜洗净，拍松；葱洗净，切成3厘米长的段备用。

2 把羊肉块、陈皮倒入锅内用大火烧沸，改用小火煮30分钟，再加入萝卜块、葱段、姜块、料酒、盐，炖至萝卜熟透停火，加味精，装碗即可。

日常保健养生名方
养心名方

五脏是心、肺、脾、肝、肾的总称，五脏的生理功能，各有所司。中医理论中，心是五脏的核心脏器，心的功能主神志、血脉，即人的精神、意识、思维活动主要由心所主；同时，心脏的正常搏动，主要依赖于心气，心气充沛才能维持正常的心力、心率和心律，血液才能在脉管内正常地运行，周流不息，营养全身。心气虚就会出现神不宁、血不行。

归参山药猪心

适用人群 / 心血虚证所见心悸气短、困倦无力、健忘失眠、自汗等症。

用法及宜忌 / 感冒期间勿服。

原料 当归10克，党参30克，山药20克，鲜猪心200克，青椒、红椒各1个，盐、鸡精、香油各适量。

做法

1 将猪心切开，去掉脂膜，洗净，放入锅内，加少许盐。

2 将当归、党参、山药装入多层纱布袋内，扎紧袋口，也放入锅内，加适量水，炖至猪心熟透，捞出猪心，切成薄片。

3 青椒、红椒分别洗净，切片，拌入猪心片，加盐、鸡精、香油拌匀即可。

功用解析 当归补血；党参、山药益气健脾；猪心补心。几味同食，可养心安神。

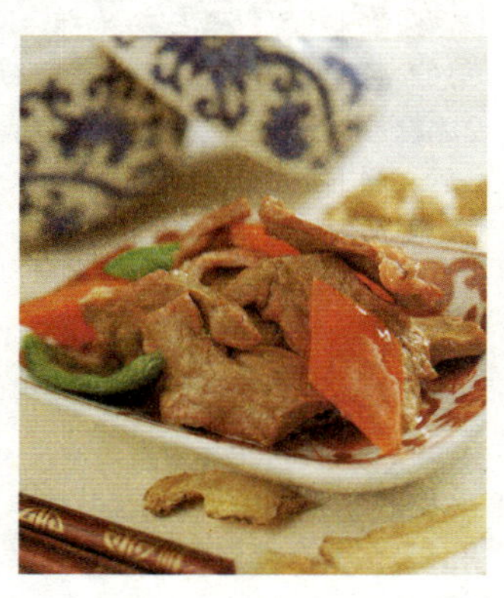

贴心提示

药谚云：“十药九归”。当归素有“药王”之称，更是享有“妇科人参”的美誉。党参，古代以产于中国上党郡的最为名贵，故称党参。它不属于人参，而是一种草本植物。人参是五加科植物。党参也不是丹参，所以不要以为凡是“参”都一样。

百合芝麻炖猪心

适用人群／ 对经常心悸、记忆力减退、失眠、头皮麻木、面色萎黄有食疗作用。

用法及宜忌／ 经常服食。

原料 百合 30 克，白芝麻 60 克，黑枣 15 颗，生姜 1 块，鲜猪心 1 个，盐、葱段各适量。

做法

1 猪心剖开，切去筋膜，用清水洗净

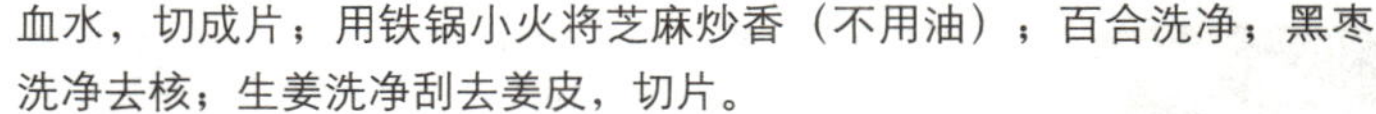

血水，切成片；用铁锅小火将芝麻炒香（不用油）；百合洗净；黑枣洗净去核；生姜洗净刮去姜皮，切片。

2 瓦煲内加入适量清水，用大火煲至水沸，然后放入全部材料，改用小火继续炖3小时，加入盐、葱段调味即可食用。

功用解析 此膳有补血养阴，宁心安神，润燥滑肠。

柏子仁炖猪心

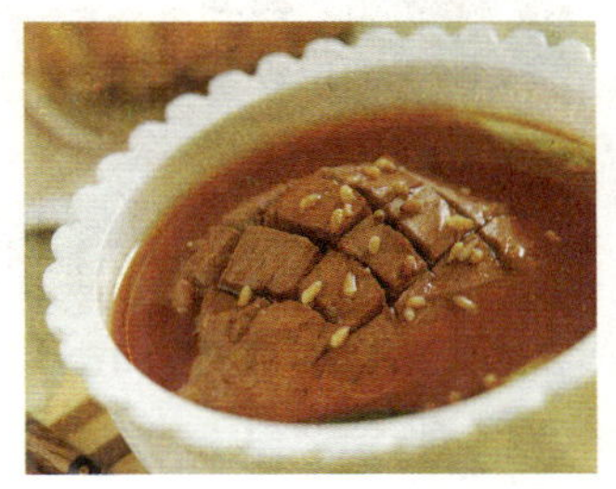

适用人群／ 主治心悸、失眠多梦，以及老人体弱和产后血虚等引起的肠燥便秘等症。

用法及宜忌／ 3 天左右食完，然后再炖第二次，一般 2 ~ 3 次即见效。体胖多痰者忌服。

原料 柏子仁 30 克，鲜猪心 1 个，盐、鸡精各适量。

做法

1 将柏子仁淘洗干净备用。

2 将猪心洗净，用竹刀剖开，撒上柏子仁，放入盆内，加适量水炖熟，放盐、鸡精调味即可。

功用解析 本品养心安神，补血润肠。柏子仁养心安神、治疗失眠、润肠通便；猪心含蛋白质、脂肪、维生素 A、钙、磷、铁。

日常保健养生名方
养肝名方

肝在中医理论中的功能主要是调节情志、调畅气机、促进胆汁的分泌与排泄，以协助脾胃的运化；另外，肝还有藏血的功能，即储藏血液和调节血量的作用。因此，肝脏得到合理保养，可使你有舒畅的情绪，免于胆囊疾病的困扰和维持正常的血液调节。

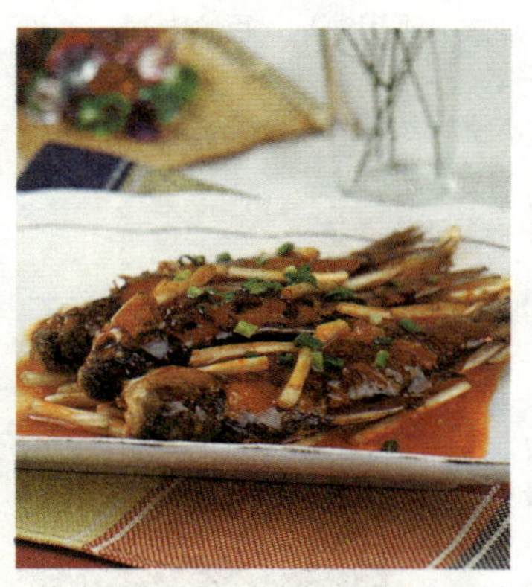

侧耳根烧鲫鱼

适用人群 / 适用于流行性肺炎、急性支气管炎患者饮食调养。

用法及宜忌 / 佐餐随意服食。

原料 鲫鱼3条，侧耳根200克，植物油、郫县豆瓣酱、葱末、姜末、蒜末、盐、料酒、葱姜汁、味精、白糖、胡椒粉、水淀粉、高汤各适量。

做法

1 将鲫鱼去鳞、鳃、内脏，洗净，在鱼身两侧各片几刀，用盐、料酒、葱姜汁腌渍入味；侧耳根洗净切成节；郫县豆瓣剁碎。

2 锅内倒油，烧至七成热，放入鲫鱼炸至金黄色，捞出沥油。

3 锅内留适量余油，放入郫县豆瓣酱、葱末、姜末、蒜末煸香，倒入高汤，烹入料酒，放入鲫鱼、侧耳根煮沸，加盐、味精、白糖、胡椒粉，转小火烧至鱼肉熟后，将鱼和侧耳根沥汤捞出。

4 用水淀粉将鱼原汤勾芡收汁，淋在鱼肉上，撒上葱末即可。

功用解析 本品中侧耳根性寒、微温，味辛苦，具有清热解毒、利尿消肿等功效，可治肺炎、急性气管炎、痢疾等病症。此外肝炎、肾炎、慢性支气管炎等疾病患者常吃鲫鱼也可增强抗病能力。

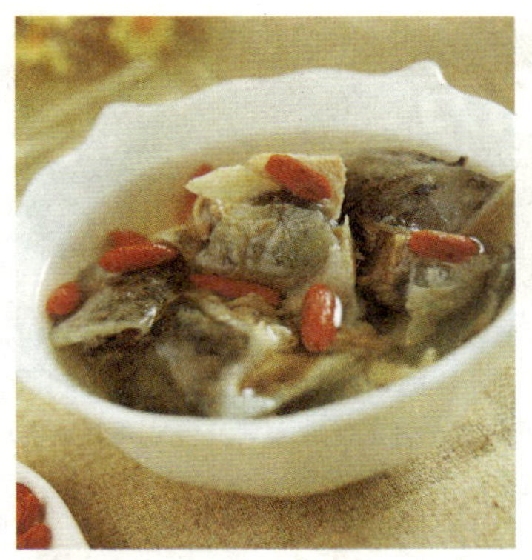

山药杞子甲鱼汤

适用人群 / 适用于肝炎胁痛隐隐，口干，味觉减退，眼目干涩，视物不清，手脚心热。

用法及宜忌 / 可佐餐服食。

原料 山药、枸杞子各50克，女贞子、熟地黄各15克，陈皮10克，甲鱼1只，盐、味精各适量。

做法

将甲鱼去头杂，切块，洗净，与诸药加水同炖至甲鱼熟后，加盐、味精调味即可。

功用解析 山药、枸杞子、女贞子、熟地黄可滋补肝肾；陈皮健脾理气，防止补肝肾药滋腻碍胃。此膳养肝、护肝，兼有美容作用，可润泽皮肤、美发乌发、抗衰老。

银耳杞子里脊汤

适用人群 / 适宜乙肝表面抗原阳性并伴有脂肪肝和肝功能轻度受损者。也适用于虚劳精亏、腰膝酸痛、眩晕耳鸣、目昏不明、糖尿病、高脂血症者服食。

用法及宜忌 / 可佐餐服食。

原料 银耳10克，宁夏枸杞子25克，猪里脊肉50克，鸡汤、盐、味精、料酒、水淀粉各适量。

做法

将银耳用温水泡发，洗净；猪里脊肉洗净，切丝，放入鸡汤中大火烧沸，放入银耳改小火炖30分钟，再加入枸杞子煮熟，加盐、味精、料酒调味，用水淀粉勾芡即可。

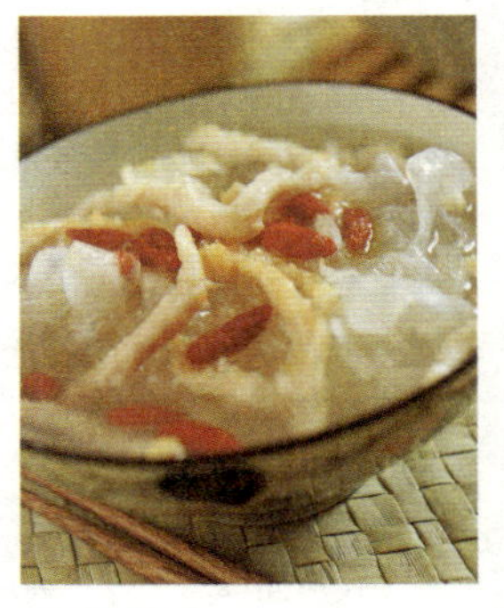

功用解析 枸杞子性味甘、平，具有保肝、抗脂肪肝、降血糖、降血脂的作用，与银耳、里脊肉、鸡汤相配，可滋补肝肾。

日常保健养生名方
补肾名方

中医理论认为，肾主生精，男精女血，属生命之根本。而所谓男精，包括了精神、体力与性能力三方面，所以如何才能生精，成了男士们所关心的问题。通常用补肾的方法，如多使用一些富含性激素及合成激素所需的胆固醇、卵磷脂等食品，对生精有益，还能促进精原细胞分裂与成熟。

苁蓉海参鸽蛋

适用人群／ 对精血亏损、虚劳、阳痿、遗精等有疗效。

用法及宜忌／ 佐餐食用。

原料 肉苁蓉 15 克，水发海参 2 只，熟鸽蛋 8 只，猪油 50 克，植物油、葱段、姜片、鸡汤、料酒、酱油、盐、胡椒粉、味精、干淀粉、水淀粉各适量。

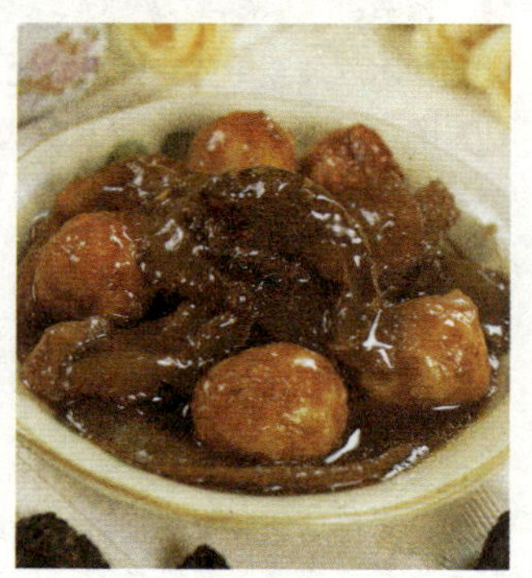

做法

1 将海参内壁膜撕干净，放入鸡汤内焯一下，捞出，用刀在腔壁剖菱形花刀；鸽蛋剥去壳；肉苁蓉加水煎1小时，取汁备用。

2 烧热锅，放油，将鸽蛋裹满干淀粉，入热油锅内，炸至表皮黄色。

3 锅内放猪油烧热，下葱段、姜片煸香，加鸡汤稍煮，再加酱油、黄酒、海参烧沸后，转小火煮40分钟，加鸽蛋、苁蓉汁，煨10分钟，盛盘中。

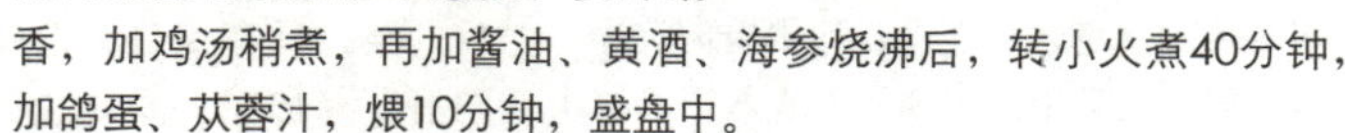

4 锅内汤汁大火烧沸后，加盐、胡椒粉、味精，用水淀粉勾芡，浇在海参和鸽蛋上即可。

▶贴心提示

肉苁蓉主产于中国的内蒙古、新疆、甘肃和宁夏一带，素有“沙漠人参”之美誉，是历代补肾壮阳类处方中使用频率最高的补益药物之一。

茯神芡实炖乌鸡

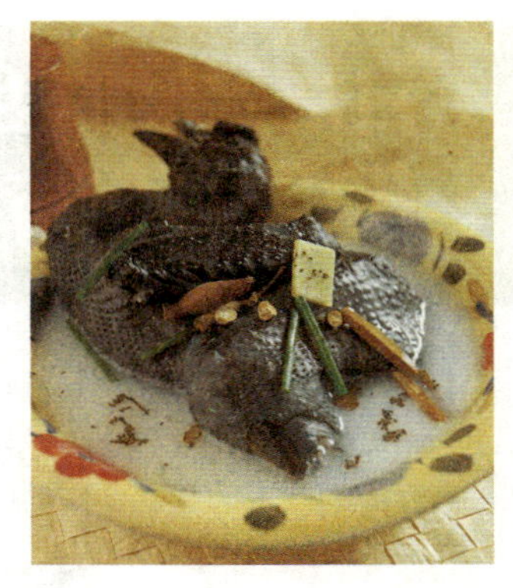

适用人群 / 适用于肾虚引起的梦遗、头晕耳鸣、腰膝酸软、面色无华等症。

用法及宜忌 / 每日1次，佐餐食用。

原料 茯神、炒白术、金樱子、车前子各9克，茯苓、莲子各15克，芡实、党参各30克，山药片20克，莲须、煅牡蛎各5克，乌鸡1只，炒黄柏、味精、胡椒粉各3克，葱、料酒各10克，姜、盐各适量，高汤3000毫升。

做法

1 将以上药物洗净，装入洁净纱布袋内，扎紧口。

2 乌鸡宰杀后去毛、内脏及爪；姜洗净，切片；葱洗净，切段。

3 将药包、乌鸡、姜、葱段、料酒同放炖锅内，加入高汤，置大火上烧沸，再用小火炖煮45分钟，加入盐、味精、胡椒粉调味即可。

芡实茯苓粥

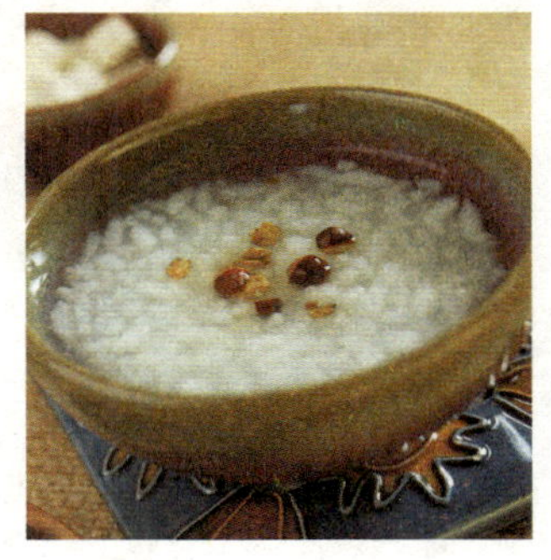

适用人群 / 肾虚气弱、小便不禁、尿液混浊等症。

用法及宜忌 / 一日分顿食用，连吃数日。忌酗酒，补充睡眠。

原料 芡实15克，茯苓10克，大米50克。

做法

1 大米淘洗干净。

2 芡实、茯苓捣碎，加适量水，煎至软烂。

3 加入大米，继续煮烂成粥即可。

功用解析 芡实有健脾益肾、止泻之效。茯苓能健脾益胃、渗湿利水。二者同煮粥，可强肾健体。

日常保健养生名方

健脾名方

中医理论认为，脾和胃同属于消化系统的主要脏器，机体的消化运动主要依赖于脾胃的生理功能，所以，脾胃是人体气血生化的源泉，又称为“后天之本”。“百病皆由脾胃衰而生”，故在日常生活中不仅要注意饮食营养，而且要善于保护脾胃，这对于防病养生有重要意义。

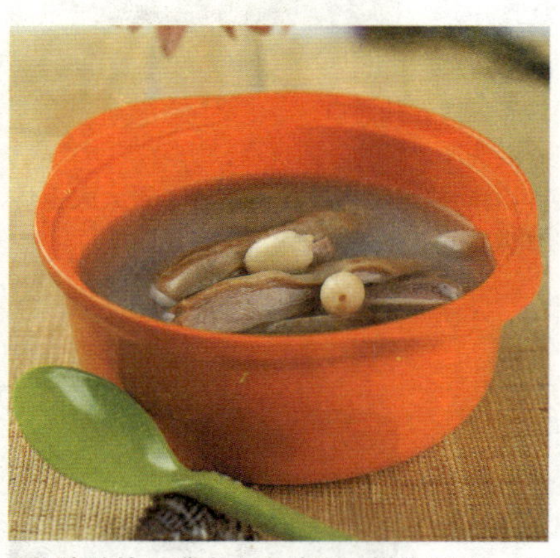

莲子炖猪肚

适用人群／适用于气虚脾弱，见少食、消瘦、泄泻、水肿病人的辅助治疗。

用法及宜忌／经常食用。

原料：鲜猪肚1个，去芯莲子30克，盐、姜丝、葱丝各适量。

做法

1 莲子泡发；将猪肚内外翻洗干净。

2 将猪肚放入沸水大火焯烫，撇净浮沫，捞出沥干水分，切条。

3 将肚条、莲子、葱丝、姜丝放入清水中，先大火煮沸，再用小火炖约2小时，放盐调味即可。

功用解析 本品健脾益胃、补虚。莲子富含淀粉、蛋白质、糖类、脂肪、钙、磷、铁等，具有补脾止泻、止渴消积的作用。

贴心提示

人的口味、食欲与脾的运化功能有着密切的关系。如果脾气健运，则口味和食欲正常。如果脾失健运，就会出现食欲减退或口味异常的现象。

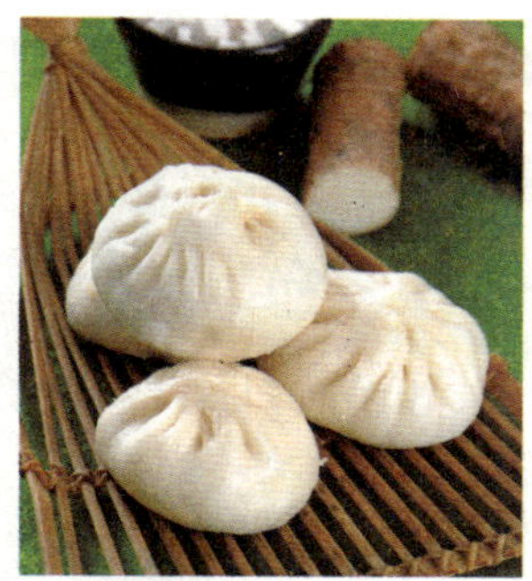

山药茯苓包子

适用人群 / 辅助治疗脾胃虚弱、食少、消渴、尿频、遗精、遗尿等症。

用法及宜忌 / 连续食用。

原料 山药、茯苓各100克，发酵面团350克，白糖300克，猪油、青丝、红丝、面粉各适量。

做法

1 山药、茯苓研成粉，放在大碗中，加适量水，浸泡成糊。

2 将山药、茯苓糊蒸30分钟，加面粉、白糖及猪油、青丝、红丝制成馅。

3 面团擀成皮，包入馅料制成包子，蒸熟即可。

功用解析 本品益脾胃、补气阴。茯苓有健脾宁心、利水渗湿之效；山药可健脾补肺，是一种性质温和的滋补食品。

莲肉糕

适用人群 / 治疗病后体虚、少食、便溏、泄泻等症。对慢性胃炎也有治疗作用。

用法及宜忌 / 可经常食用。

原料 糯米或大米500克，干莲肉20克，白糖适量。

做法

1 干莲肉加适量水泡发，去心，放在锅内，加适量水，煮熟烂，以洁净之屉布包住莲肉，揉烂碎。

2 米淘洗干净，与莲肉渣泥拌匀，置搪瓷盆内，加适量水蒸熟；待冷后，以洁净屉布将其压平，切块，上盘后撒一层白糖即可。

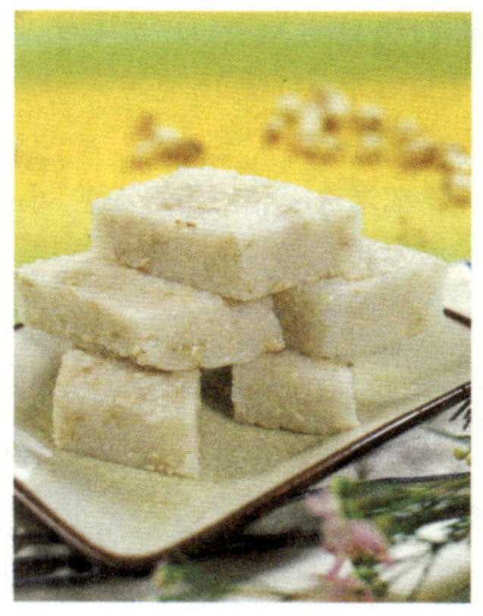

功用解析 健脾益胃。莲子是一种高级滋补品，素有“莲参”之称，可提高脾胃运化能力。

常见病对症调养名方
感冒调养名方

中医认为，感冒的发病是由于外感时令之邪，内有机体功能失调而形成的。如有不正常的气候变化侵犯人体，且内有蕴热，或水湿，或痰饮，或伤食、气滞，或正气不足，造成机体抵抗力一时下降，即可感冒。治疗感冒应细致分析病因病机，针对病原，除去邪气，在进行辨证施食时，应当选用具有解表作用的食疗药膳方。

糯米姜葱粥

适用人群 / 风寒型感冒者服用。

用法及宜忌 / 趁热喝粥后盖被入睡，以微微出汗为佳。每日1次。

原料 糯米50克，生姜5克，葱白5根，红糖15克。

做法

1 将糯米洗净，用清水浸泡1小时；葱白洗净，切段；生姜洗净，切片。

2 将泡好的糯米与姜片、适量清水一起入锅煮沸1分钟，加葱白段，煮成粥。

3 粥成后再加红糖搅匀，稍煮即可。

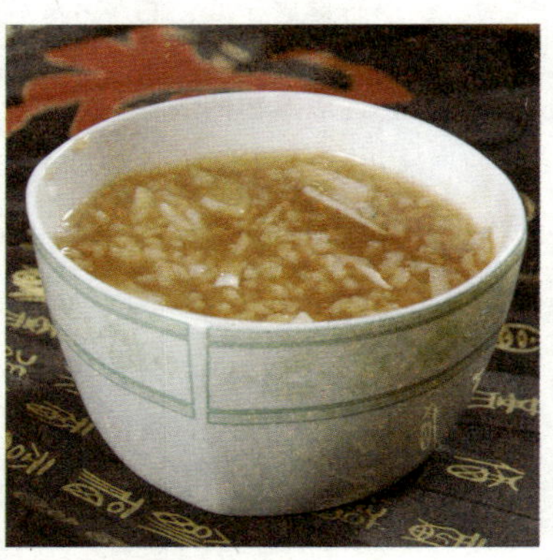

功用解析 生姜性温，味辛，具有散寒发汗、解表祛风的作用，适宜风寒感冒者食用；葱白性温，具有调节体温、促进汗液分泌的作用，并可减少和预防伤风感冒的发生。

▶贴心提示

在民间，感冒初发时，常用葱白连同洋葱与豆豉煎水喝。也可用细葱2～3根，与生姜1片煎汤代水饮。

葱白煮鸡饭

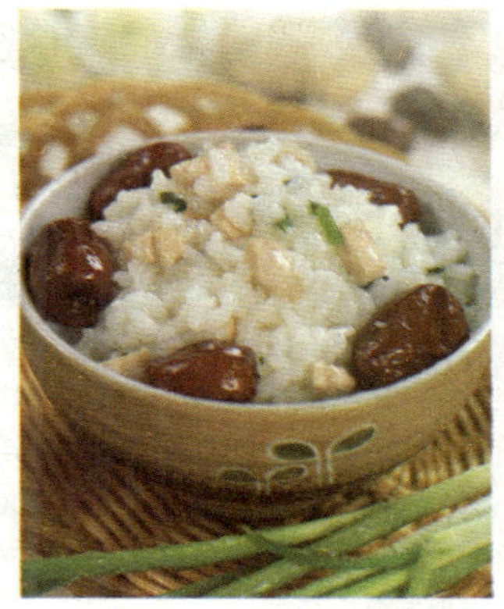

适用人群／ 风寒感冒者。

用法及宜忌／ 趁热饮服。有食积的人不宜服用本方。

原料 鸡肉50克，葱白2根，香菜2克，生姜5片，红枣5粒，大米50克，盐、鸡精各适量。

做法

1 葱白、香菜分别洗净，切碎；红枣洗净；大米洗净；生姜去皮，切碎；鸡洗净，切丁。

2 把鸡肉、大米、生姜、红枣一起放入砂锅，加适量清水，大火煮沸后改小火煲1小时。

3 加适量清水，放入葱白末、香菜末煮沸，加盐、鸡精调味即可。

功用解析 大米、红枣健脾胃，益气扶正，以上诸物同用有补虚祛风寒、发汗解表的作用。

防风粥

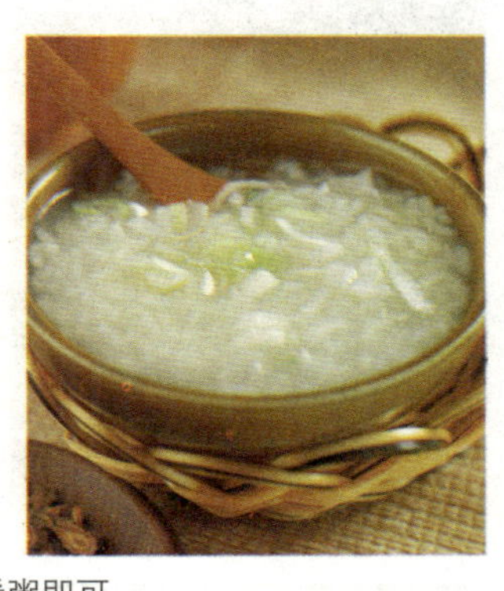

适用人群／ 风寒感冒者。

用法及宜忌／ 趁热饮服，盖上被子保暖，直至微微出汗。

原料 防风10克，葱白2根，大米50克。

做法

1 防风洗净，加水煎取汁；葱白洗净，切末。

2 大米加适量水煮成粥。

3 待粥将成时对入药汁、葱白末，煮成稀粥即可。

功用解析 风寒感冒，及时服用药粥，可起到驱邪而不伤正气的作用。风寒感冒常见于寒冷季节，症状有发热怕冷、头痛、周身疼痛、鼻塞流涕、喉部发痒咳嗽、咳痰白而稀、舌苔薄白、脉象浮紧。

常见病对症调养名方

咳嗽调养名方

咳嗽是呼吸系统疾病的主要症候之一，常见于上呼吸道感染、肺炎、支气管炎、支气管扩张、肺结核等疾病。根据致病因素的不同，中医将咳嗽分为风寒咳嗽、风热咳嗽、气虚咳嗽、阴虚咳嗽、痰湿咳嗽等证型。因此，咳嗽患者在采取对症治疗的同时，若能选择相应的药膳作为辅助治疗，将会大大提高原发病症的治疗效果。治疗咳嗽应当选用具有解表作用的食疗药膳方。

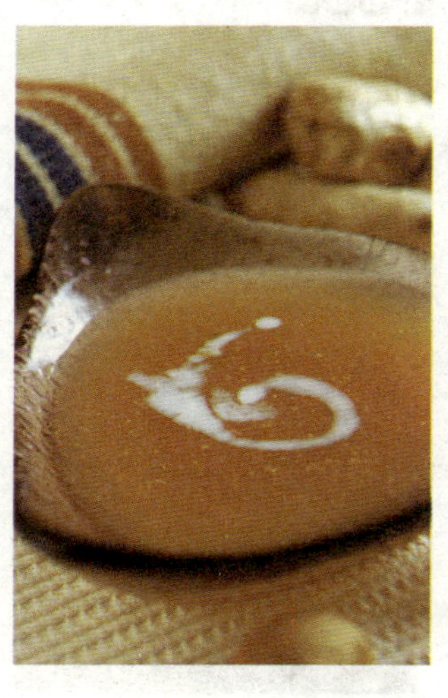

姜蜜膏

适用人群／ 肺寒、肺燥型久咳不愈者。

用法及宜忌／ 每次 30 毫升，以沸水冲化饮用，每日 2 次。

原料 生姜汁、蜂蜜各 200 毫升。

做法 生姜汁、蜂蜜同置锅中煎煮，至黏稠如膏时停火，冷却后装瓶备用。

功用解析 生姜可用于治疗风寒或寒痰咳嗽、感冒风寒、恶风发热、鼻塞头痛，需要注意的是阴虚、内有实热或患痔疮者忌用。与蜂蜜搭配，不仅能够润喉止咳，还具有预防老年斑的作用。

贴心提示

蜂蜜主要成分是葡萄糖和果糖等单糖组成，很容易被人体吸收。另外还含有人体细胞、组织和器官所需要的各种营养物质，同时能产生大量的热量而不含有脂肪，是一种完美的保健食品，对老人、儿童、产妇和病后体弱者尤为适宜。

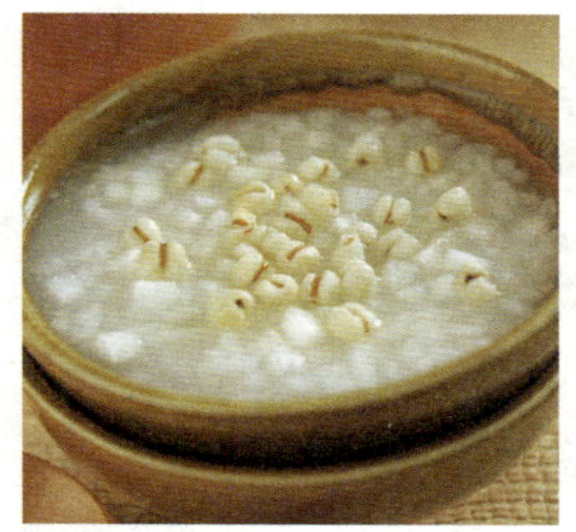

苏子茯苓薏米粥

适用人群 / 痰湿咳嗽，表现为气促痰多，色白质稀，大便稀薄，胃纳不佳，甚至浮肿。此方最适于老年慢性支气管炎痰多者服用，是较好的辅助治疗药膳方。

用法及宜忌 / 每晚 1 次。

原料 苏子 6 克，薏米、大米各 30 克，茯苓粉 12 克，山药丁少许。

做法

1 苏子用纱布包裹。

2 与薏米、大米、茯苓粉、山药丁加水约1000毫升煮粥服食。

3 食用时去除苏子包即可。

功用解析 服用苏子茯苓薏米粥，可以减少多痰的困扰，改善症状，促使病情缓解。该方不仅可祛肺痰，同时还有补肺健脾的作用。

金银花冲鸡蛋

适用人群 / 风热咳嗽初起者，症状见咳嗽、痰黄或少痰、咽喉肿痛、口干苔黄，甚则低热。

用法及宜忌 / 每次 30 毫升，以沸水冲化饮用，每日 2 次。

原料 鲜鸡蛋 1 个，金银花 12 克。

做法

1 鲜鸡蛋打入碗内，搅匀。

2 金银花加适量水，煮沸2分钟，取其汁冲蛋，搅匀即可。

功用解析 金银花甘寒，有清热解毒之功效。适合春季风热感冒者食用。

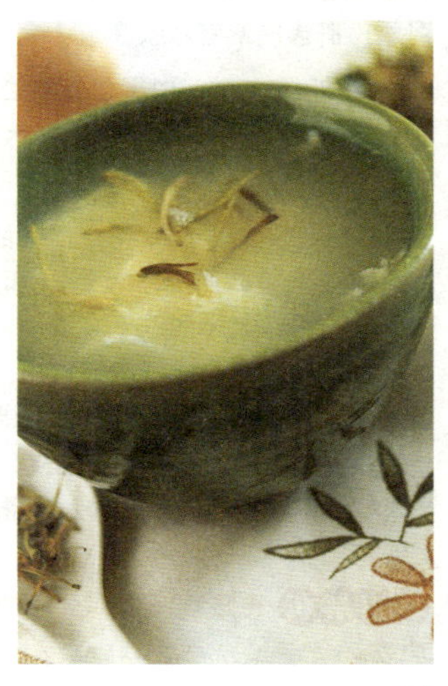

常见病对症调养名方
哮喘调养名方

哮喘是一种以嗜酸粒细胞、肥大细胞反应为主的气道变应性炎症和气道高反应性为特征的变态反应性疾病。临床表现为反复发作性伴有哮鸣音的呼气性呼吸困难、胸闷或咳嗽、咳痰，可自行或治疗后缓解。若长期反复发作可导致气道增厚与狭窄，成为阻塞性肺气肿。多因外来或内在的过敏原或非过敏原等因素引起支气管平滑肌痉挛、黏膜水肿及分泌物增加而发病。

四仁鸡子粥

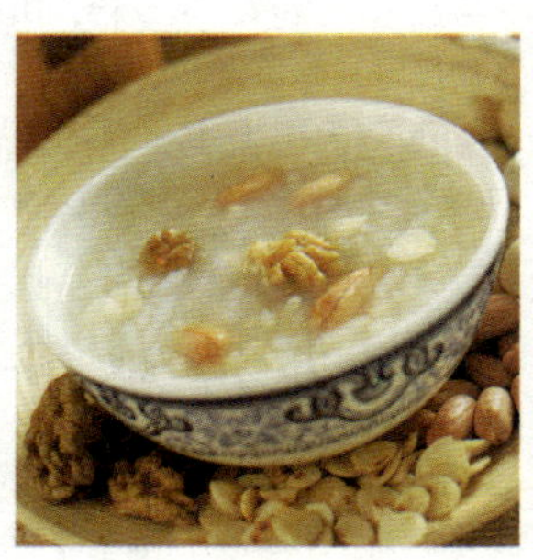

适用人群 / 肺肾阴虚或阴阳两虚的咳喘。如支气管哮喘、慢性支气管炎等。

用法及宜忌 / 每日清晨1小碗，连服1个冬季。脾虚便溏者忌服。

原料 鸡蛋1个，白果仁、甜杏仁各30克，核桃仁、花生仁各60克，大米100克。

做法

1 将核桃仁、白果仁、花生仁、甜杏仁分别泡洗干净，用清水浸泡2小时，沥去水分备用；大米淘洗干净备用。
2 鸡蛋磕入碗中，搅打均匀备用。
3 锅中加入适量水煮沸，把大米、白果仁、花生仁、甜杏仁、核桃仁一起放入锅中，煮制成粥，淋入鸡蛋液稍煮即可。

贴心提示

一般说来，咳喘冬季发作较频、较剧。咳喘患者在饮食方面，应尽量少吃或不吃荤腥（如鱼、虾、蟹等）和刺激性食物，多食营养丰富的果蔬，如青菜、萝卜、番茄、荸荠、梨和橘子等。

功用解析 患咳喘及体弱久不愈者常用此膳，有补肾润肺、纳气平喘的功效。

水晶核桃仁

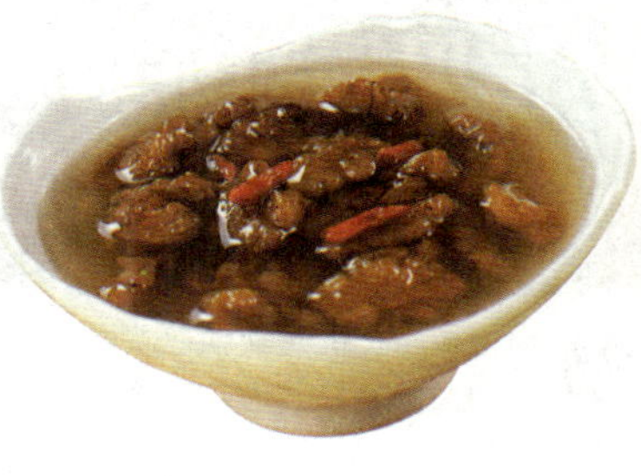

适用人群 / 治肺肾两虚之咳喘。

用法及宜忌 / 每天可当糕点服食。禁忌外感咳嗽、痰浊咳喘，邪实之喘者忌服。

原料 核桃仁、柿饼末各500克，枸杞子少许。

做法

1 将核桃仁盛在碗中，置锅上或笼屉上蒸熟。

2 蒸熟的核桃仁冷却后，同柿饼末、枸杞子一起装入瓷罐内，加少许水再蒸至融合为一，晾凉后即可。

功用解析 补肾纳气，止咳平喘。柿饼含有丰富的维生素和葡萄糖，清热、止咳。核桃仁味甘、性温，能补肾助阳、补肺敛肺、润肠通便，可用于肺肾两虚型喘咳。

▶贴心提示

柿饼应选择体圆完整，大小均匀，边缘厚实，柿霜厚且洁白者。

鸡蛋卞萝卜

适用人群 / 过敏性哮喘。

用法及宜忌 / 分顿食用。

原料 冬至前后大卞萝卜(即粉红色皮、白心的旱萝卜)1个,生鸡蛋1个。

做法

1 用刀垂直切开萝卜，两侧用勺挖成半凹小坑，再放入生鸡蛋1个，鸡蛋大头朝上，再将萝卜对上，用线绳捆紧（注意不要把鸡蛋挤碎）。

2 把萝卜种在花盆内，适当浇水，保暖，晒太阳，使萝卜成活，长出新叶。

3 待数九(冬至—惊蛰)过后，取出萝卜，洗净泥土，取出鸡蛋，将萝卜切片。

4 把萝卜加适量水煮熟，再将鸡蛋打入汤中（鸡蛋已散解，但不臭）待熟，不加盐，分顿食用。

常见病对症调养名方

贫血调养名方

贫血中较常见的是缺铁性贫血和再生障碍性贫血，缺铁性贫血属于中医的“萎黄”“虚劳”等病症的范畴，主要病位在心、肝、脾，病机是心脾精血亏虚，故其食疗当以选用具有补血益髓之功的食物为基本原则。再生障碍性贫血属中医的“虚劳”“虚损”“血证”的范畴，主要病位在心、肝、脾、肾，病机是气血阴阳虚损，故其食疗当以补益气血阴阳为其基本原则。

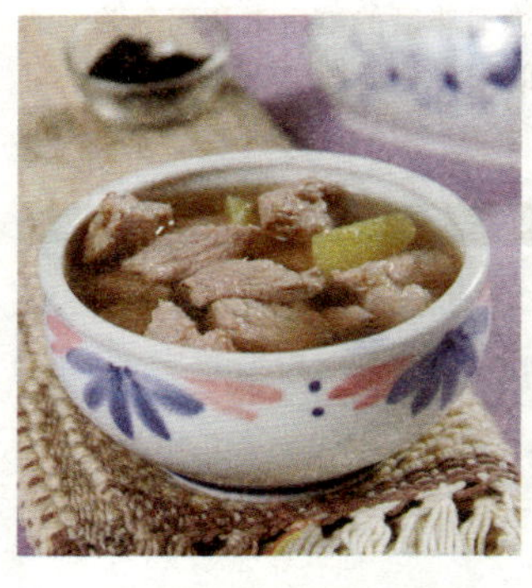

黄精炖猪瘦肉

适用人群 / 适用于阴虚体质的人平时调养以及心脾阴血不足所致的食少、失眠等症。

用法及宜忌 / 吃肉喝汤。

原料 黄精50克，猪瘦肉200克，葱、姜、料酒、盐、鸡精各适量。

做法

1 将黄精、猪瘦肉分别洗净，切成小块；葱洗净，切段；姜洗净，切片。

2 将黄精块和猪瘦肉块放入砂锅内，加适量水，放入葱段、姜片、料酒隔水炖3小时至熟，加盐、鸡精搅拌均匀稍炖即可。

功用解析 养脾阴，益心肺。黄精补气、养阴、健脾、润肺、益肾，用于脾胃虚弱、体倦乏力、口干食少、肺虚燥咳、精血不足、内热消渴。

▶贴心提示

贫血一般表现为头晕、头痛、乏力、易倦、心悸、气短、眼花、耳鸣、食欲减退和腹胀等。贫血的体征主要是皮肤黏膜苍白、皮肤及毛发干燥、指甲扁平无光泽且易破碎。组织缺铁主要表现为注意力不集中、情绪易波动、感情淡漠等。

桂圆桑葚粥

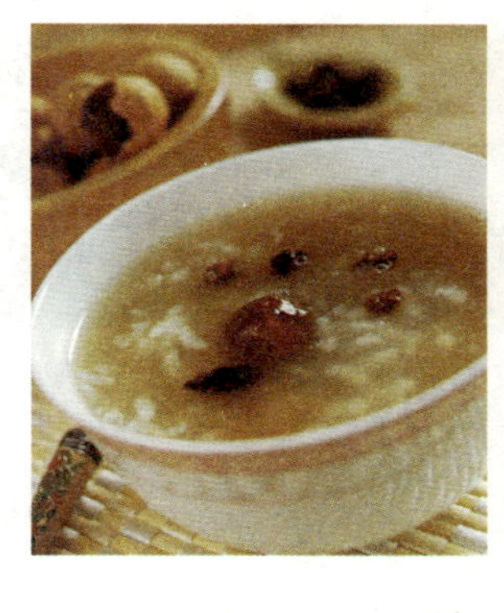

适用人群／ 用于贫血、肺结核辅助治疗。

用法及宜忌／ 湿阻中满或有停饮、咳痰、虚火者忌食；孕妇不宜食用，以免生热助火；小儿不宜多食。

原料 桂圆肉 15 克，桑葚 30 克，糯米 100 克，蜂蜜适量。

做法

桂圆肉、桑葚、糯米一同入锅，加适量清水煮粥，粥成调入蜂蜜即可服食。

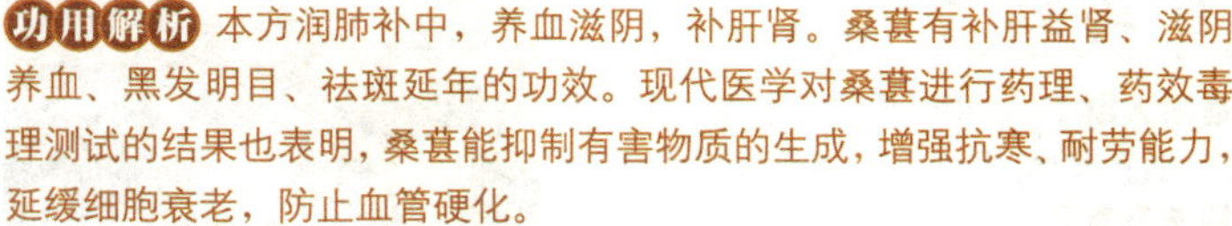

功用解析 本方润肺补中，养血滋阴，补肝肾。桑葚有补肝益肾、滋阴养血、黑发明目、祛斑延年的功效。现代医学对桑葚进行药理、药效毒理测试的结果也表明，桑葚能抑制有害物质的生成，增强抗寒、耐劳能力，延缓细胞衰老，防止血管硬化。

虫草煲骨髓

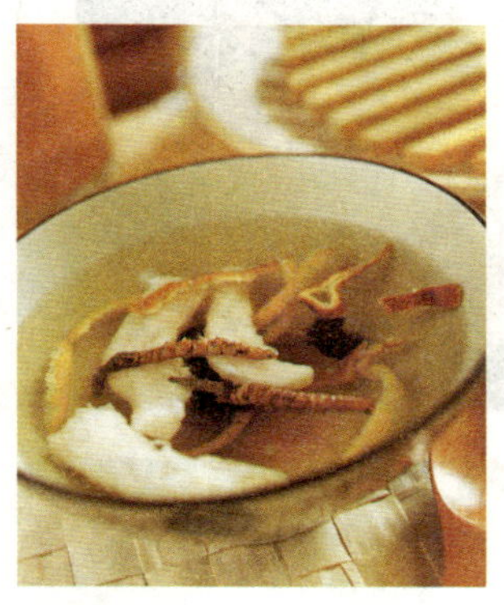

适用人群／ 滋补肝肾，养血益精，适用于肝肾阴虚的再生障碍性贫血。

用法及宜忌／ 随意佐餐食用，分 2 天吃完。

原料 冬虫夏草 4 克，黄精 6 克，陈皮 3 克，牛骨髓 250 克，盐、味精各适量。

做法

1. 将冬虫夏草、黄精、陈皮、牛骨髓分别用清水洗干净。
2. 在瓦罐内加入清水，用大火烧沸，放入冬虫夏草、黄精、陈皮、牛骨髓，改用小火继续煲3小时，食用前加盐、味精调味即可。

功用解析 本品可提高机体免疫功能，有抗心肌缺氧、抗心律失常、补气养血的作用。陈皮健脾理气，防止积食伤胃。

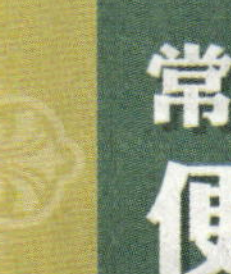

常见病对症调养名方

便秘调养名方

肠道传导失常，一些食物残渣和代谢秽物不及时排出体外，滞留于肠道，对人体的健康极其不利，可使许多疾病由此而生。从医学的观点来看，谨防便秘是维系健康与长寿的关键环节。保持大便畅通，最基本的办法是养成定时大便的习惯，保持精神舒畅。

首乌红枣粥

适用人群／ 适用于便秘、老年性高血压、血管硬化、阴血亏损、大便干燥等症。

用法及宜忌／ 每日服1剂，分数次食用。大便稀薄者不宜服用。

原料 何首乌50克，红枣3颗，冰糖30克，大米100克。

做法

1 先将何首乌加水入砂锅煎取浓汁，去渣，与淘洗干净的大米、红枣一同入锅，加适量水。

2 先用大火烧沸，加冰糖转用小火熬煮成稀粥即可。

功用解析 何首乌味甘、涩，性微温，能补肝肾、益精血，有促进肠管蠕动、促进红细胞生成、增强免疫功能、降低血糖的作用；红枣可健脾养胃，润肠。二者同煮粥，对便秘者有较好的食疗功效。

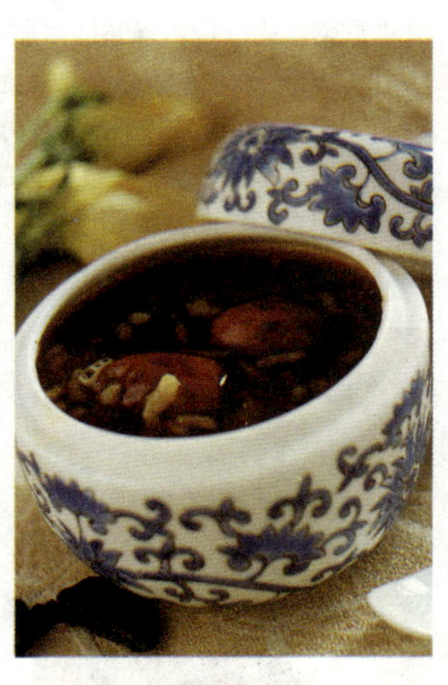

贴心提示

便秘患者要多吃绿叶蔬菜、黄豆、红薯等通便食物，少吃辛辣刺激性食物。要避免食物过于精细，注意多吃粗纤维食物，如红枣、葡萄、杏、芹菜等。多喝白开水。

决明子蜂蜜饮

适用人群 / 肠燥便秘者。

用法及宜忌 / 每日 1 剂，早晚服。大便稀溏、易于腹泻者不宜服用。

原料 决明子 10 克，蜂蜜 20 毫升。

做法

1 将决明子入炒锅，小火炒至微微发黄，盛出稍凉。

2 将决明子捣碎加适量清水煎煮10分钟左右，拌入蜂蜜搅匀后饮用即可。

功用解析 决明子润肠缓泻，用于治疗肠燥便秘。蜂蜜补肾脾、润肠、润肺，利于通便。

二仁通幽汤

适用人群 / 适用于血瘀阻滞大肠所致胸腹胀满、食积气滞、腹胀便秘、水肿、脚气、小便不利等。

用法及宜忌 / 不拘时饮用。有自发性出血症患者禁用本方，否则可引起日光性皮炎。

原料 桃仁、郁李仁各 9 克，当归尾、小茴香各 5 克，藏红花 2 克。

做法

将以上药物入砂锅内，加水煎沸后去渣取汁，代茶饮用。

功用解析 此方具有润肠通便、行气化瘀、消胀的功效。桃仁、当归活血祛瘀，润肠通便；郁李仁润燥滑肠，下气，利水；小茴香行气化瘀；红花活血。

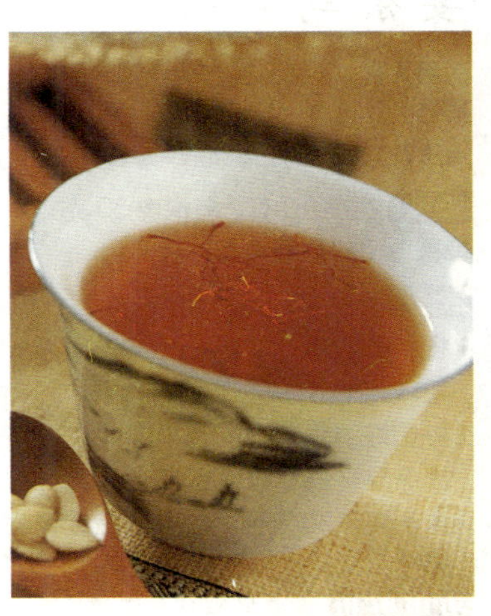

贴心提示

杏仁为止咳平喘药，桃仁为活血祛瘀药。简易鉴别方法：杏仁表面黄棕色，味苦，具特异杏仁气味，较桃仁个儿小；桃仁表面红棕色，味微苦，不具特异杏仁气味。

常见病对症调养名方
泄泻调养名方

泄泻主要因病毒、细菌、食物毒素或化学性毒物、药物作用、肠过敏、全身性疾病等造成胃肠分泌、消化、吸收和运动等功能紊乱，也可因暴饮暴食、冷热不调、消化不良导致。中医认为急性腹泻可由感受寒湿或湿热之邪发病，慢性腹泻可由脾胃虚弱、肾阳虚衰发病。

姜茶乌梅饮

适用人群／ 细菌性痢疾和阿米巴痢疾日久不愈者的辅助治疗。

用法及宜忌／ 趁热顿服，每日 3 次。

原料 生姜 10 克，乌梅肉 30 克，绿茶 5 克，红糖适量。

做法

1 将生姜洗净，切丝；乌梅肉用刀切碎。

2 将切好的生姜、乌梅肉与绿茶共放保温杯中，以沸水冲泡，盖上盖子温浸30分钟，加入适量红糖即可。

功用解析 姜茶乌梅饮有生津、止痢、温中的功效；乌梅涩肠止泻。痢疾多因受湿热之邪侵袭或误食不洁之物所致，主要有泻下赤白痢、腹痛、里急后重等症状。姜茶乌梅饮对咽喉炎、扁桃体炎、中暑、肠炎、腹泻、痢疾等疾病均有显著疗效。

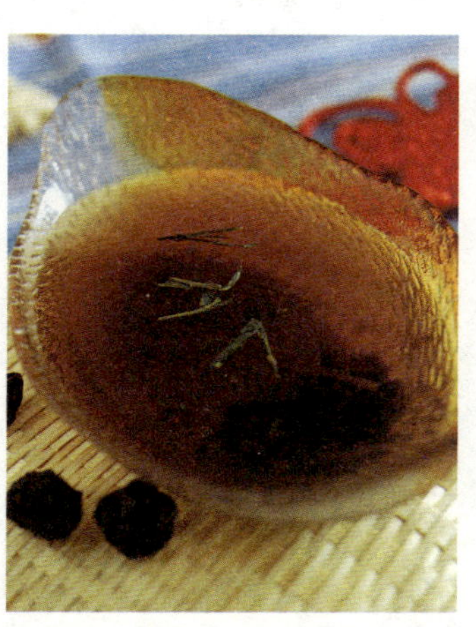

贴心提示

泄泻患者忌生冷、油腻食物，防止受寒，避免各种精神刺激。忌食高脂肪食物，控制蔬菜、水果和高纤维、多渣食物的摄入，豆类、萝卜、红薯等产气食物应少吃。泄泻严重者必要时可静脉补液以维持体液平衡。

马齿苋粥

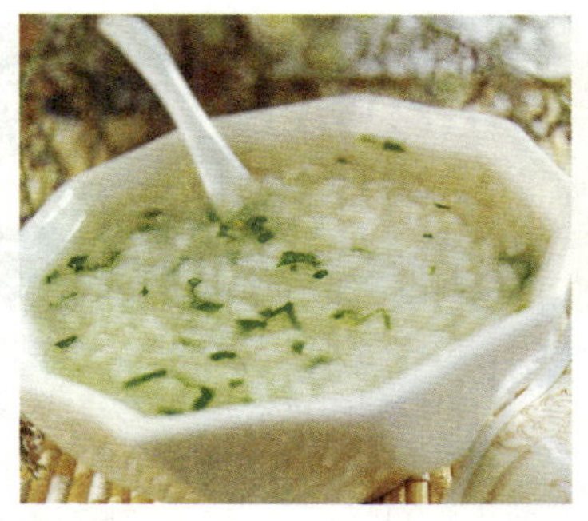

适用人群 / 适用于急、慢性细菌性痢疾和肠炎。

用法及宜忌 / 每日食用2次。脾虚慢性泄泻者忌服。

原料 鲜马齿苋250克（或干马齿苋50克），大米50克。

做法

1 鲜马齿苋洗净，剪碎，加适量水，煎煮30分钟，捞去药渣。

2 再加入淘净的大米，继续熬煮成粥即可。

功用解析 清热止痢。马齿苋有散热解毒、止痢的功效，大米具有养胃的功效。马齿苋与大米共煮成粥，具有健脾胃、清热止痢的功效。

补骨脂炖猪腰

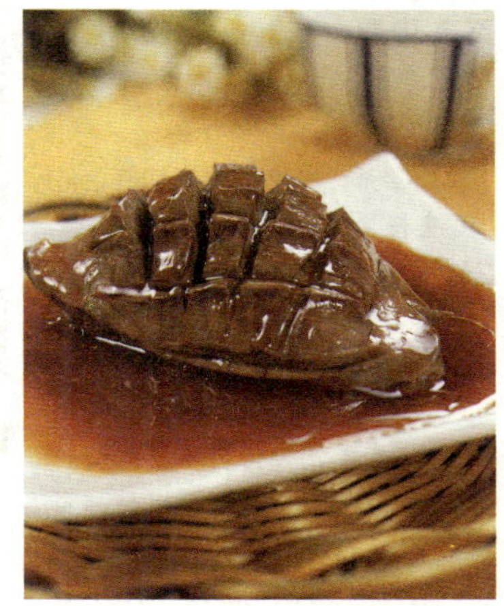

适用人群 / 肾虚晨泻（鸡鸣泻）、久泻等症者。

用法及宜忌 / 分顿食用，连吃数日。

原料 猪腰1对，补骨脂10克，盐、鸡精各适量。

做法

1 鲜猪腰洗净，去筋膜、臊腺，切成块，在表面划割细花。

2 猪腰与补骨脂入砂锅内，加1000毫升水煎煮1小时，加盐、鸡精调味即可。

功用解析 猪腰味甘咸、性平，有补肾强腰、益气的作用；补骨脂补肾助阳、纳气平喘、温脾止泻，主治肾阳不足、腰膝冷痛、尿频、泄泻。二者通用，补益效果更佳。

常见病对症调养名方
失眠调养名方

神经衰弱主要表现为失眠、多梦，大多起病缓慢，病情发展后逐渐转为抑制占优势，出现疲劳、全身无力、精神不振、记忆力减退、注意力不能集中、思维迟钝、精力不足、性功能减退等。防治神经衰弱的原则是注意减轻心理压力，适当运动锻炼，加上有效的食疗，一般是能够较快康复的。

红枣桂圆炖鹌鹑

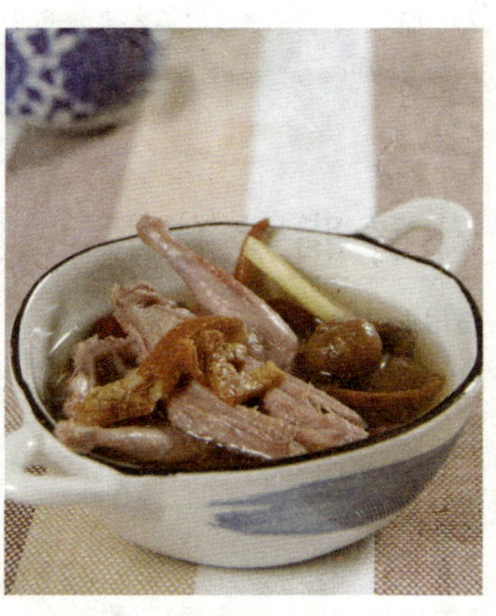

适用人群 / 用于失眠、健忘的调理。

原料 鹌鹑2只，桂圆肉40克，红枣10颗，姜2片，陈皮1片，料酒、盐各适量。

做法

1 鹌鹑宰杀，洗净，对半切开；红枣去核，与桂圆肉同洗净。

2 砂锅倒入800毫升水，煮沸后加入鹌鹑肉、红枣、桂圆肉、料酒、姜、陈皮，移入蒸锅中煮1.5小时，加盐调味即可。

功用解析 鹌鹑含有丰富的蛋白质、脂肪、维生素和无机盐，有健脾开胃的作用；桂圆肉有益智健脑、补血安神及消除疲劳的功效；陈皮性温、味苦辛，有理气、调中、消食、润燥化痰等作用；红枣益气补血，健脾开胃。几味合用，有补血安神、调理肠胃、消除疲劳的作用。

贴心提示

煮汤时要用沸水，冷水会使肉收缩，肉中的蛋白质不容易煮出来，使汤的浓稠度降低，味道也不会那么香浓可口。

柏子仁粥

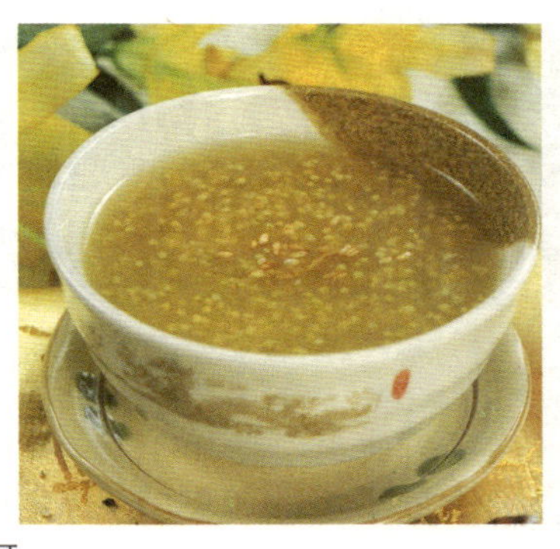

适用人群 / 适用于老年人血虚心悸、失眠多梦、健忘以及体虚多汗、慢性便秘者。

用法及宜忌 / 早晚 2 次食用。

原料 柏子仁 15 克，大米 100 克，蜂蜜、醋各适量。

做法

柏子仁、大米淘洗干净，同入锅中，加水煮粥，加蜂蜜、醋调味即可。

功用解析 养心安神、润肠通便。柏子仁补心脾，滋肝肾，有主惊悸、安五脏、益气、除湿痹的功效，久服令人润泽、美色、耳聪目明、不饥不老、轻身延年。

天麻炖猪脑

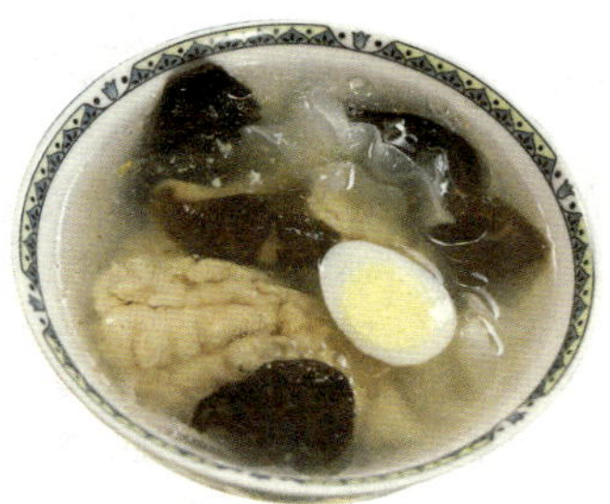

适用人群 / 失眠伴眩晕眼花、头痛、高血压、动脉硬化等症者。

用法及宜忌 / 每日 1 次或隔日 1 次。

原料 天麻 10 克，鲜猪脑 1 副，银耳、木耳各 5 克，熟鸡蛋 1/2 个。

做法

1 天麻、猪脑洗净；银耳、木耳分别泡发，洗净。

2 将所有材料放入碗中，加适量清水，隔水蒸熟服用。

功用解析 天麻有养肝定惊、镇痛止眩晕、强筋骨等效用；猪脑补脑髓、抗虚劳。

贴心提示

失眠有入睡困难，睡中易醒，时睡时醒，醒后很难入睡，严重者彻夜不得眠，常见头晕、头痛、心悸、健忘等症。中医认为多为思虑劳倦过度、内伤心脾；或饮食不调，胃中不和；或心肾不交、心虚胆怯等，导致心神不安而发病。

常见病对症调养名方
胃病调养名方

胃脘痛以上腹胃脘部疼痛为主症，常伴有胃脘部痞闷、恶心呕吐、食欲不振、反酸等。多因外邪犯胃、饮食伤胃、情志不畅、脾胃虚弱等导致胃气郁滞，湿邪中阻，瘀血停滞，胃阴亏耗而发病。胃脘痛常见于消化性溃疡、急慢性胃炎、胃神经官能症、胃下垂、胃痉挛等疾病。

参芪清蒸羊肉

适用人群／ 适用于脾胃虚弱、食少、久泻、胃下垂等症的辅助治疗。

用法及宜忌／ 佐餐服食。

原料 熟羊肋条肉500克，水发香菇1朵，水发玉兰片3片，党参、黄芪各15克，葱段、姜片、花椒、盐、鸡精、胡椒粉、清汤、鸡汤各适量。

做法

1 党参、黄芪放入砂锅中，用清水煮2次，将药液煮至剩30毫升，去渣，取药液备用；羊肉洗净，切成片；水发香菇、水发玉兰片分别洗净备用。

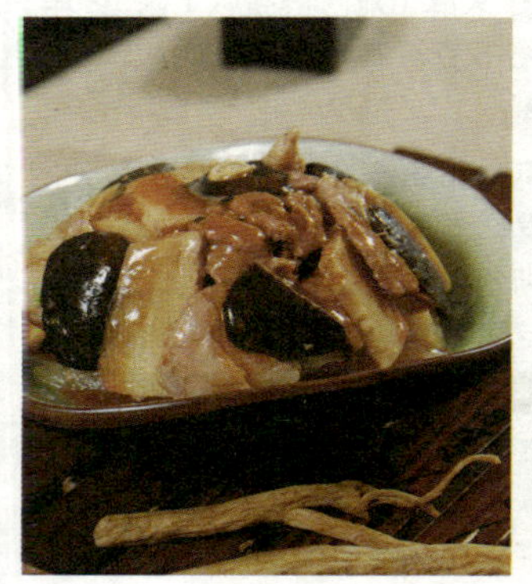

2 取一只大碗，依次将玉兰片、香菇、羊肉整齐地码在上面，加入葱段、姜片、花椒、盐、鸡精、胡椒粉、鸡汤、参芪药液，用盘扣住，大火上笼蒸30分钟取出。

3 揭去盘子，余汁倒入锅内，加入清汤，撇去浮沫，浇在羊肉上。

功用解析 本品温中益气，健脾利湿。不仅能用于胃病的辅助治疗，还适用于气血不足、身倦乏力、久泻、子宫脱垂、小便频数等症。

荜拨头蹄

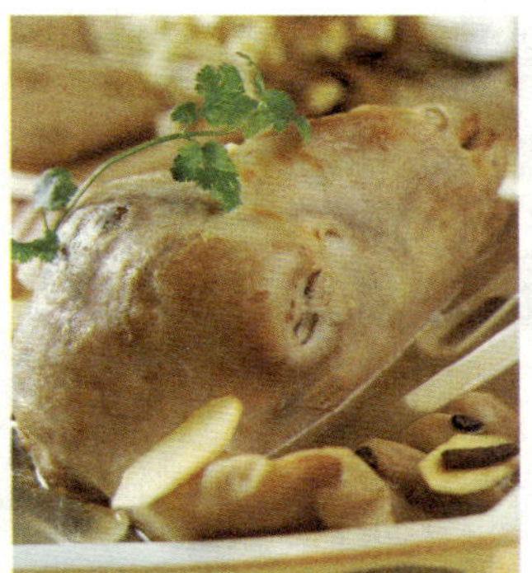

适用人群 / 适合久病体弱、脾胃虚寒经常腹痛的病人食用。

用法及宜忌 / 分顿连续食用。

原料 羊头1个，羊蹄4只，荜拨、干姜各30克，胡椒10克，葱白50克，豆豉、盐各适量。

做法

1羊头、羊蹄洗净，去毛。

2羊头、羊蹄放锅中，加适量水，炖至五成熟。

3加入荜拨、干姜、胡椒、葱白、豆豉、盐，再以小火继续煨炖至熟烂即可。

功用解析 有温脾胃，补虚劳功效。荜拨性热，味辛，温中散寒，下气止痛，醒脾开胃，属芳香性调味品，适宜脾胃宿冷、呕吐泛酸的胃病患者作为调料食用。

姜韭牛奶羹

适用人群 / 胃寒型胃溃疡、慢性胃炎、胃脘疼痛、呕吐、恶心等症。

用法及宜忌 / 趁热顿饮。凡属阴虚火旺之人忌食韭菜；胃虚有热、溃疡病、眼疾之人、疮毒肿痛者忌食，以免令痛痒增加、肿痛转剧；夏季宜少食。忌与蜂蜜、牛肉同食。

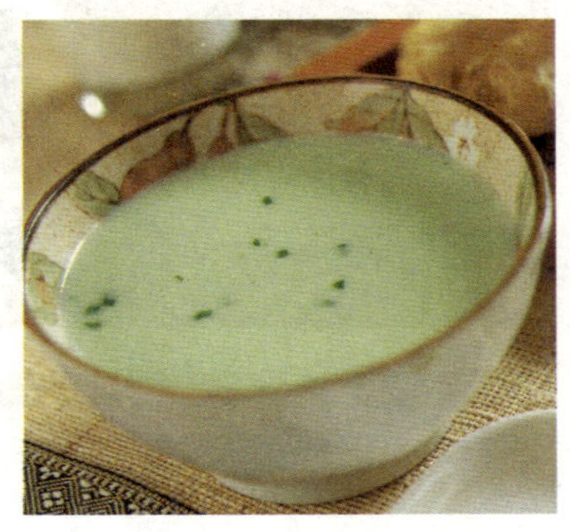

原料 韭菜250克，生姜25克，牛奶250毫升或奶粉2汤匙。

做法

1韭菜、生姜洗净，切碎，捣烂，以洁净纱布绞取姜汁，放入锅内。

2姜汁中再加牛奶或奶粉，加适量水，加热煮沸即可。

常见病对症调养名方
脂肪肝调养名方

脂肪肝是肝内脂肪蓄积过多的病症，近年来已成为继乙型肝炎后中国发病率居第二的常见疾病。临床表现多为“积症”“痞满”“胁痛”“痰痞”等。中医对此病治疗有一定经验，药膳、饮食调整辅助治疗是一种重要手段，脂肪肝患者可按症状不同选择合适的药膳。

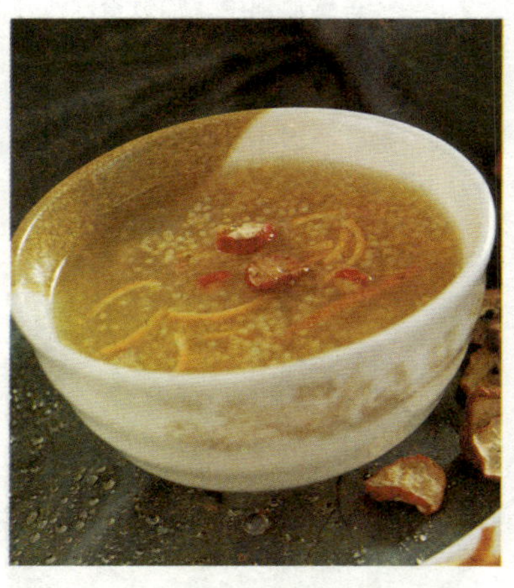

山楂荷叶粥

适用人群／ 适用于嗜睡乏力、形体肥胖、痰湿型的脂肪肝患者食用。痰湿困阻表现为形体肥胖，胸胁隐痛，思睡乏力，舌苔白腻，脉弦滑。此类患者宜祛湿化痰，疏肝健脾。

用法及宜忌／ 每周食用1～2次。

原料 山楂、陈皮各5克，荷叶2克，竹茹3克，小米50克。

做法

1 将山楂、荷叶、竹茹、陈皮加水煎煮后，取汁。

2 加小米煮成粥即可。

功用解析 山楂入脾胃、肝经，可消散瘀血；荷叶化湿祛浊；竹茹可化痰、清热、除烦；陈皮理气和中、燥湿化痰。几味药入膳可调养脂肪肝。

▶贴心提示

脂肪肝患者在饮食上应少食脂肪和糖类食品，不要营养过剩，控制好体重，而且要摄入高蛋白食物，优质蛋白食物可促肝细胞再生。同时还要避免或少食酒、辣椒等刺激性食物。除饮食注意外，再加适当运动，肝内脂肪量会下降，多数脂肪肝是可以逆转的。

菊杞乌龙茶

适用人群 / 本品适合脂肪肝患者常饮，以达到辅助治疗的功效。

用法及宜忌 / 每日 2 次代茶温服。

原料 决明子 20 克，杭白菊 3 克，宁夏枸杞子 10 克，乌龙茶叶 2 克。

做法

1 将决明子、杭白菊、枸杞子、乌龙茶叶用清水泡10分钟。

2 将泡好的决明子、杭白菊、枸杞子、乌龙茶叶连同水一起放入砂锅中大火煎沸，转小火煎30分钟，取汁温服。

功用解析 决明子有清热明目、润肠通便、降血压、降血脂的作用；枸杞子有轻度抑制脂肪在肝细胞内沉积的作用，能预防脂肪肝；杭菊花有降低血脂的效能。

山楂薏米燕麦粥

适用人群 / 适用于肥胖、脂肪肝患者辅助食疗。

用法及宜忌 / 每周 2 次，早晚温热服食。胃酸高者、胃及十二指肠球部溃疡的患者，不要在空腹时服食。

原料 山楂 25 克，薏米、红小豆各 20 克，燕麦片 15 克，粳米 50 克。

做法

1 将薏米、红小豆分别洗净，用清水浸泡4小时。

2 将泡好的薏米与红小豆一块放入锅里加适量水，大约煮30分钟至七八成熟，再加入粳米、山楂，先用大火煮沸，然后用小火熬煮。

3 待薏米、山楂、红小豆、粳米熟软，加入燕麦片，再煮15分钟即可。

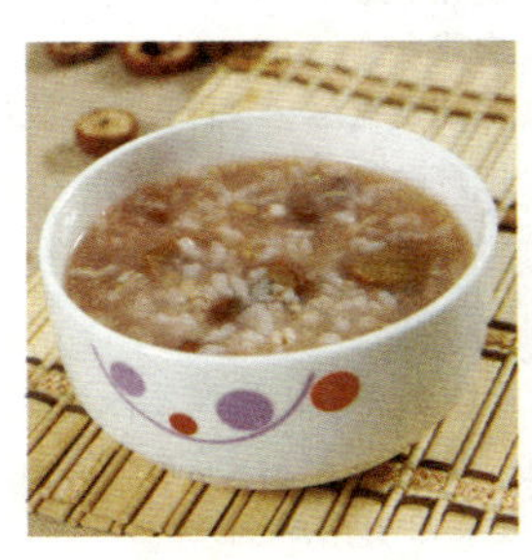

功用解析 山楂具有扩张血管、改善微循环、降低血压、促进胆固醇排泄而降低血脂的功效；薏米有健脾祛湿、降脂降压作用；红小豆清热利水、消肿降压；燕麦能降胆固醇和降血脂。本品适合脂肪肝者食用，可以消除体内和肝脏堆积的多余脂肪。

常见病对症调养名方
鼻炎调养名方

过敏性鼻炎是春季常见的过敏性疾病之一，以过敏性体质的人为多见。主要症状有阵发性鼻痒、鼻塞，喷嚏，流大量清水样鼻涕，鼻黏膜水肿，呼吸困难等。中医理论认为，肺开窍于鼻，肺气失调时容易引起鼻的病变，所以治疗鼻炎要调节肺的功能。

辛夷百合粳米粥

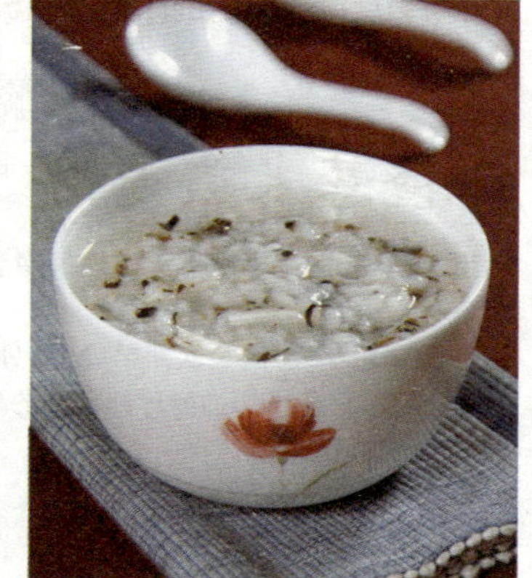

适用人群 / 适用于过敏性鼻炎患者服食。

用法及宜忌 / 每日1剂，连服2周。

原料 辛夷30克，百合20克，粳米50克。

做法

1 粳米洗净，用清水浸泡30分钟；百合洗净，用清水泡发备用。

2 将辛夷研成细末。

3 百合、粳米一同入锅，加适量水，大火煮沸，转小火熬煮成粥，食粥时调入辛夷末2勺，搅拌均匀即可。

功用解析 辛夷性温味辛，归肺、胃经，有镇痛、抗过敏、抗炎作用，对微循环有改善作用，有局部收敛、刺激和麻醉作用，还能散风寒、通鼻窍，用于风寒头痛、鼻塞、鼻流浊涕。

▶贴心提示

过敏性鼻炎患者日常生活要注意远离过敏原，比如花粉、地毯、宠物等，要经常清洁鼻孔，保证清洁。

加味参麦饮

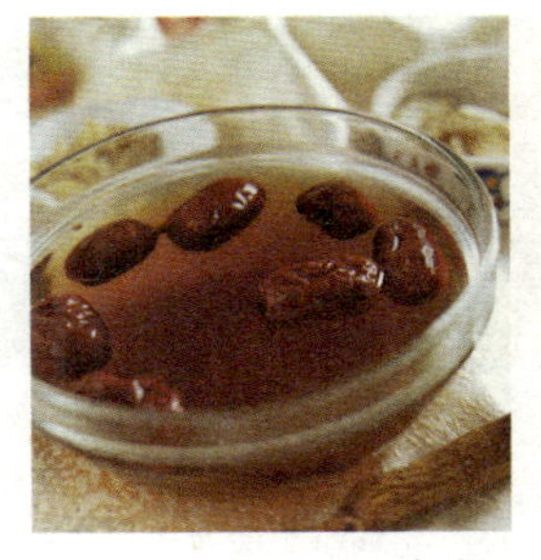

适用人群／ 适用于过敏性鼻炎。遇风、冷即鼻痒难忍，喷嚏连发，大量流清水涕，鼻塞不通，遇温则上述症状明显减轻，伴有面色苍白，动则气喘，自汗乏力，畏寒咳嗽，舌淡苔薄白，脉细弱无力等。

用法及宜忌／ 吃红枣喝汤，每天1剂。风热型、痰热型鼻炎忌用本方。

原料 人参、白芷、五味子各10克，麦冬、红枣各20克，冰糖适量。

做法

1 将除红枣外所有药分别淘洗干净，共放锅中，加适量水煎汁。

2 取汁放入大枣炖至熟烂，加入冰糖溶化后即可服食。

功用解析 人参、麦冬、五味子三药合为生脉饮，为益气养阴，治疗气阴两虚症的主方，本品长期饮用能治疗鼻炎。

杞菊二冬饮

适用人群／ 适用于过敏性鼻炎。症见鼻内刺痒、反复喷嚏、遇风加重、鼻塞、鼻涕不甚多、呈黏液样，发作后鼻腔干燥，伴有头晕耳鸣、口干咽燥、五心烦热、失眠盗汗、舌质红苔少、脉细数等。

用法及宜忌／ 分3次饮用，亦可煎后倒保温杯中，代茶饮，每天1剂。

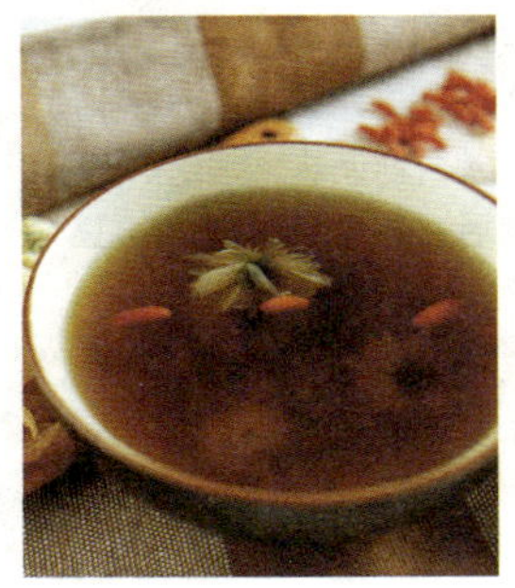

原料 枸杞子20克，菊花、天冬、麦冬各15克，冰糖50克。

做法

1 上药除冰糖外，全部放入锅中，加750毫升水，用小火煎煮至剩一半水量。

2 加入冰糖溶化后即可饮用。

功用解析 枸杞子滋补肾阴；菊花清热祛风，可养阴润肺，调理鼻炎。

常见病对症调养名方
咽炎调养名方

慢性咽炎是较顽固而难治的常见病、多发病，主要为慢性感染所引起的弥漫性咽部黏膜炎症。多发于成年人，其主要病因有屡发急性咽炎、长期粉尘或有害气体刺激、烟酒过度或其他不良生活习惯、鼻窦炎分泌物刺激、过敏体质或身体抵抗力减低等。

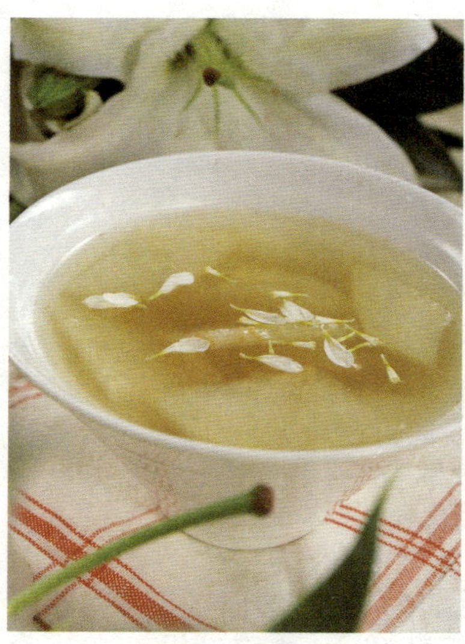

炖雪梨豆根

适用人群／ 慢性咽炎。主要表现为咽喉部干燥、发痒、灼热、微痛，严重者可导致咽喉部充血、肿大、声音嘶哑或咯痰不止。

用法及宜忌／ 每日送服 3 次。

原料 雪梨 1 个，山豆根粉 1 克，白糖适量。

做法

1 先将雪梨洗净去皮，切成片状，放入锅中。

2 加10毫升水，煎至50克时，加入白糖调味。

3 然后在雪梨水中调入山豆根粉即可。

功用解析 雪梨性味甘微酸凉，入肺、胃经，生津润燥，清热化痰；山豆根性味苦寒，入肺、胃经，清热解毒，利咽喉。

▶贴心提示

咽炎患者要避免过多食用辛辣、刺激、肥腻、炙烤类食物，饮食宜选择易于消化的清淡流质食物。多饮清凉润肺的饮品，如玄参、麦冬、生地黄煎水服。

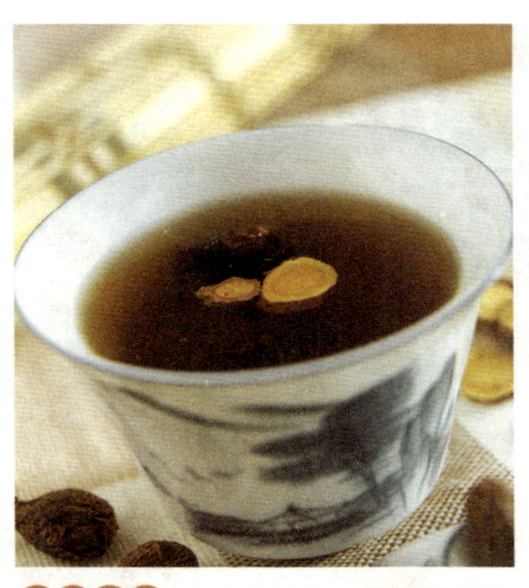

双根大海饮

适用人群 / 慢性咽炎者。

用法及宜忌 / 当茶水频饮。脾胃虚寒大便稀溏者，不宜服用。

原料 板蓝根、山豆根各15克，甘草10克，胖大海5克。

做法

上药共置保温瓶中，用沸水冲泡，闷盖20分钟后当茶水频饮。也可加水煎煮后，取汤置保温瓶中慢慢饮用即可。

功用解析 胖大海性寒，有清肺化痰、利咽开音、润肠通便的作用。本品适用于干咳无痰、咽痛音哑、热结便秘、头痛、目赤（红眼病）、慢性咽炎等。

清咽饮

适用人群 / 急慢性咽炎、喉炎者。

用法及宜忌 / 每次15克，代茶频饮。

原料 乌梅肉、生甘草、沙参、麦冬、桔梗、玄参各30克。

做法

乌梅肉、生甘草、沙参、麦冬、桔梗、玄参捣碎混匀，放入保温杯中，用沸水冲泡，盖严，温浸1小时即可。

功用解析 乌梅性温，味酸，生津止渴，润咽喉；沙参、麦冬养阴润咽；桔梗、玄参清咽化痰。

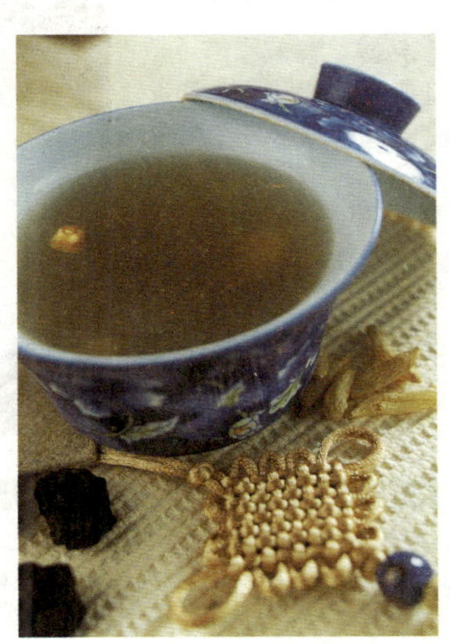

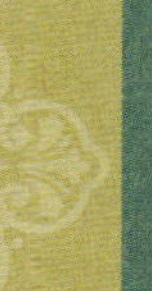

常见病对症调养名方
低血糖调养名方

血糖早期症状表现为心悸、乏力、出汗、饥饿感、面色苍白、震颤、恶心呕吐等，较严重者常有中枢神经系统缺糖的表现，如意识模糊、精神失常，以及大小便失禁、昏迷等。低血糖患者要少食多餐，保证饮食均衡，合理运用药膳调理。

牛奶蒸蛋

适用人群 / 低血糖者。

用法及宜忌 / 佐餐服食。

原料 鸡蛋2个，樱桃1颗，牛奶、白糖各适量。

做法

1 取两只碗，把蛋黄和蛋清分别敲入两个碗中打散。

2 蛋清里倒入适量牛奶继续搅拌，加适量白糖搅匀。

3 等糖溶化后，倒入蛋黄，点缀樱桃，把碗放入锅中蒸10分钟即可。

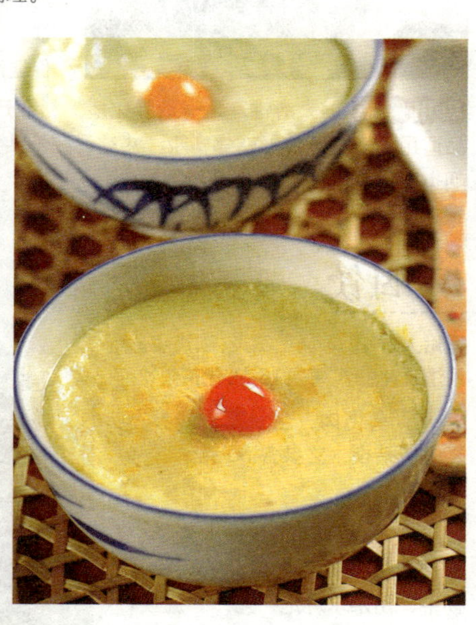

▶贴心提示

低血糖患者如果不是糖尿病人，可随身带些糖果、巧克力、各种甜点，发病时随时吃下去，如果有糖尿病，可少吃些糖，尽量吃咸点心。如果低血糖发病频繁，应去医院看专科医生。

丝瓜嫩肉丸

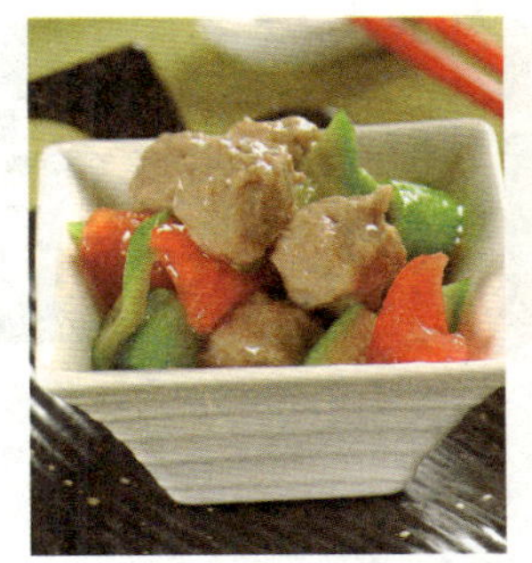

适用人群 / 低血糖见虚汗、脑晕、心跳加快者。

用法及宜忌 / 佐餐随量食用。

原料 丝瓜1根，牛肉末200克，鸡蛋、番茄各1个，葱段、姜片、盐、鸡精、料酒、胡椒粉、淀粉、水淀粉、植物油各适量。

做法

1 将丝瓜洗净去皮，切成片；番茄洗净切块。

2 牛肉末中加入葱段、姜片、盐、料酒、鸡精、胡椒粉、淀粉、鸡蛋、少许植物油和水，拌匀备用。

3 锅内倒入水，将打好的肉泥挤成丸子放入锅中煮熟。

4 锅内倒油，下葱段、姜片炝锅，倒入适量煮丸子的汤，加盐、鸡精、胡椒粉调味烧沸，转小火放入丝瓜块烧至断生后，用水淀粉勾芡，放入番茄块、丸子翻炒片刻即可。

糯米阿胶粥

适用人群 / 血虚、低血糖、久咳、吐血、出血等症。

用法及宜忌 / 每日分2次，3日为1疗程，间断服用。连续服用可有胸满气闷之感觉，故宜间断服用，脾胃虚弱者不宜多用。

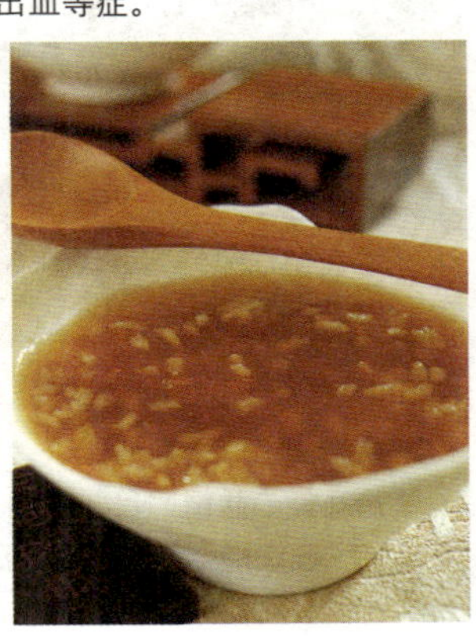

原料 阿胶30克，糯米100克，红糖适量。

做法

1 先将糯米洗净，加适量水煮粥。

2 待粥将熟时，放入捣碎的阿胶，边煮边搅匀，稍煮2~3沸，加入红糖煮化即可。

功用解析 本品养血止血，调节低血糖。

常见病对症调养名方
近视调养名方

近视眼是指眼球在调节静止状态下，平行光线经过眼的屈光作用，在视网膜前形成焦点，而在视网膜上形成模糊的像。中医认为，发生近视的原因，主要是由于肝肾不足，气血亏损。所以，预防和治疗近视可选用具有补益肝肾作用的食物。

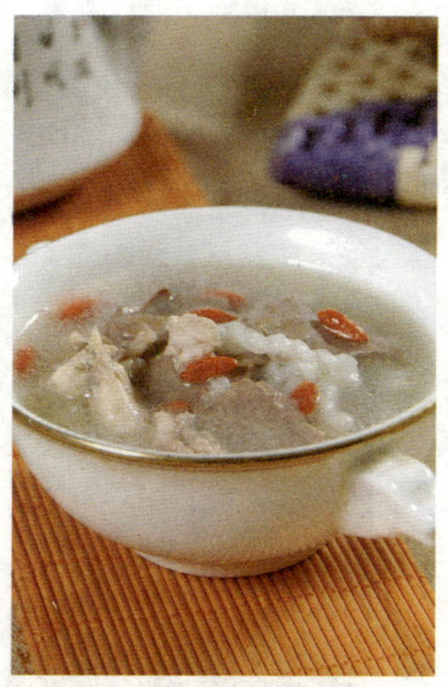

功用解析 本品滋肾润肺、养阴补血、益精明目、润滑肌肤。枸杞子滋补肝肾、益精明目，可用于虚劳精亏、腰膝酸痛、眩晕耳鸣、内热消渴、血虚萎黄、目昏不明。

杞子鱼胶炖田鸡

适用人群／用于近视、夜盲症、视力下降者的调理。

用法及宜忌／感冒患者、脾虚湿盛者不宜食用。

原料 田鸡400克、鱼胶50克、鲜猪腰2个、枸杞子25克、盐适量。

做法

1 将田鸡宰杀洗净，取田鸡腿，剔肉去骨；鱼胶用沸水浸软，剪细丝；猪腰洗净，切开，去脂膜，切片；枸杞子洗净，用清水浸泡一会儿备用。

2 砂锅洗净，把田鸡腿、田鸡肉、鱼胶丝、猪腰片、枸杞子全部放入炖盅内，加适量沸水，盖上盖，大火煮沸后，转入炖盅内，用小火隔水炖2小时，加盐调味服食即可。

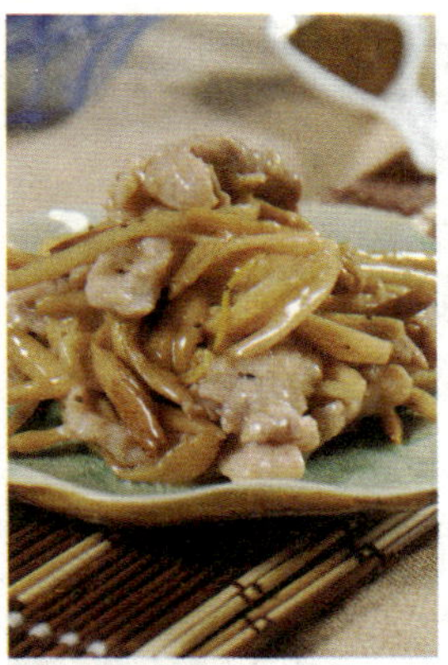

楮实菟丝肉片

适用人群／ 适用于近视患者调理食用。
用法及宜忌／ 佐餐服食。

原料 楮实子、菟丝子、干黄花菜各 25 克，猪肉 100 克，盐、醋、白糖、植物油各适量。

做法

1 干黄花菜洗净，用清水泡软，捞出沥水切段。

2 将楮实子、菟丝子放入砂锅中，加入适量清水，大火煮沸后转小火煎30分钟，取浓汁；猪肉洗净切片。

3 炒锅洗净烧热，加入适量油烧热，放入肉片炒至变色发白，放入药汁及盐、醋、白糖，烧至肉熟时，放入洗净的黄花菜炒熟即可。

功用解析 本品补肾明目、清热养肝，用于腰膝酸软、虚劳骨蒸、头晕目昏、目生翳膜、水肿胀满。

茯苓柏子饼

适用人群／ 用于近视调理。
用法及宜忌／ 佐餐服食。

原料 茯苓、柏子仁各 15 克，全麦粉 50 克，植物油少许。

做法

1 将茯苓烘干；柏子仁炒至香黄，与茯苓一起研成细末。

2 全麦粉与茯苓、柏子仁末一起放入盆中，加温水和匀，揉制成面团，擀成薄饼。

3 平底锅烧热，放入少量植物油，烧热后放入饼坯，小火烙至熟透即可。

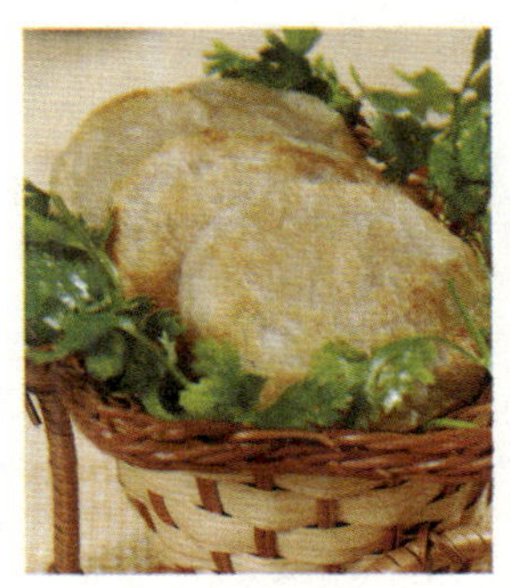

功用解析 本品补脾安神、补肾健胃。适用于心脾两虚、气血不足和肝肾两亏所致的近视。

常见病对症调养名方
肝炎调养名方

病毒性肝炎是由肝炎病毒侵犯肝脏引起，临床表现为急性、慢性、黄疸型等不同类型。肝炎的饮食调理原则：增加蛋白质摄入，适当控制脂肪，碳水化合物要充足，维生素应丰富。还要注意选择新鲜的食物，不喝浓鸡汤、浓肉汤，杜绝对肝脏有毒副作用的酒及酒精饮料。

茄子炖荸荠

适用人群 / 急性黄疸性肝炎患者。

用法及宜忌 / 荸荠属于生冷食物，对脾肾虚寒和有血瘀的人来说不太适合。

原料 茄子 200 克，荸荠 100 克，猪瘦肉 50 克，酱油、白糖各 10 克，姜、葱、盐各 5 克，植物油 50 毫升。

做法

1 茄子洗净，去皮，切成丝；猪瘦肉洗净，切成5厘米长的细丝；姜、葱切细丝备用。

2 炒锅置大火上烧热，加入植物油烧至六成热时，下入姜丝、葱丝爆香，加入猪瘦肉丝翻炒片刻，加入荸荠、茄子丝、酱油、盐、白糖、适量沸水，用小火烧煮30分钟即可。

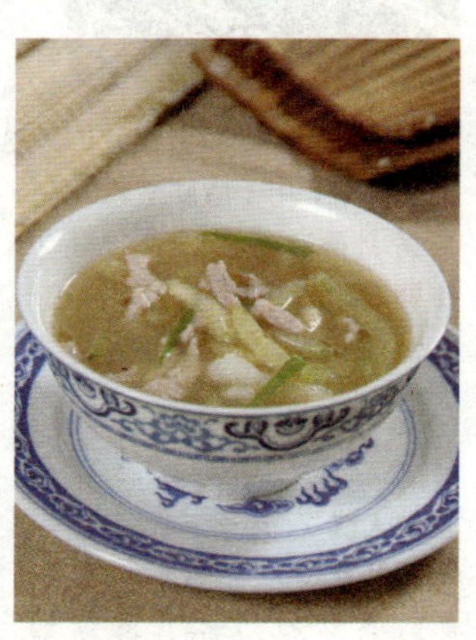

功用解析 本品清热解毒，利水消肿。荸荠是寒性食物，有清热泻火的良好功效，是很好的防病食品，有预防急性传染病的功能。

▶贴心提示

荸荠既可清热生津，又可补充营养，具有凉血解毒、利尿通便、化湿祛痰、消食除胀等功效。

胡萝卜煲田螺

适用人群 / 适用于急性黄疸性肝炎患者辅助治疗。

用法及宜忌 / 每日1次，佐餐服食。

原料 胡萝卜200克，田螺肉100克，料酒10毫升，姜、葱、盐、酱油各5克，白糖10克，植物油30毫升。

做法

1 把胡萝卜洗净，切3厘米见方的块；田螺肉用清水漂去泥，洗净，切片；姜洗净，切片；葱洗净，切段。

2 炒锅置大火上烧热，加入适量植物油，烧至六成熟时，下入姜片、葱段爆香，随即加入田螺肉、胡萝卜块、盐、白糖、酱油、料酒、300毫升水，用大火烧沸，转入砂锅中，用小火煲30分钟即可。

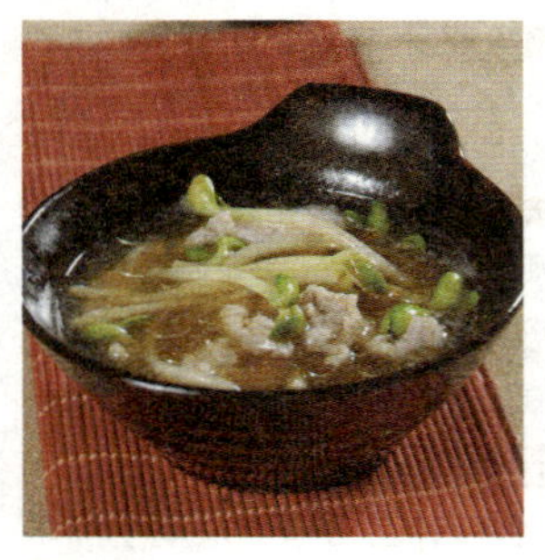

砂仁豆芽瘦肉汤

适用人群 / 适用于急慢性病毒性肝炎患者辅助食疗。

用法及宜忌 / 每日2次，每次吃猪肉50克，喝汤120毫升。

原料 黄豆芽300克，砂仁6克，猪瘦肉100克，姜、葱、盐各5克，鸡蛋1个，淀粉20克，植物油30毫升，酱油10克。

做法

1 将砂仁去壳，打成细粉；黄豆芽洗净，去须根；姜洗净，切片；葱洗净，切段。

2 猪瘦肉洗净，切薄片，放入碗内，打入鸡蛋，加入淀粉、酱油、盐、砂仁粉、少许清水，拌匀上浆备用。

3 炒锅加入植物油烧至六成热时，下入姜片、葱段爆香，加入1000毫升清水，烧沸，放入黄豆芽，再次煮沸后转小火煮20分钟，再用大火烧沸，加入猪瘦肉片，煮熟即可。

常见病对症调养名方
高血压调养名方

高血压是一种主要由高级神经中枢功能失调引起的全身性疾病，当收缩压大于或等于140mmHg，或舒张压大于或等于90mmHg即为高血压。早期临床表现有头痛、头昏、项痛、耳鸣、失眠、心悸、乏力、面色苍白或潮红、记忆力减退，或有肢体麻木及神经质等表现。晚期可导致心、脑、肾等脏器的病变，并出现心功能不全、中风和肾功能不全（如尿毒症）的表现。

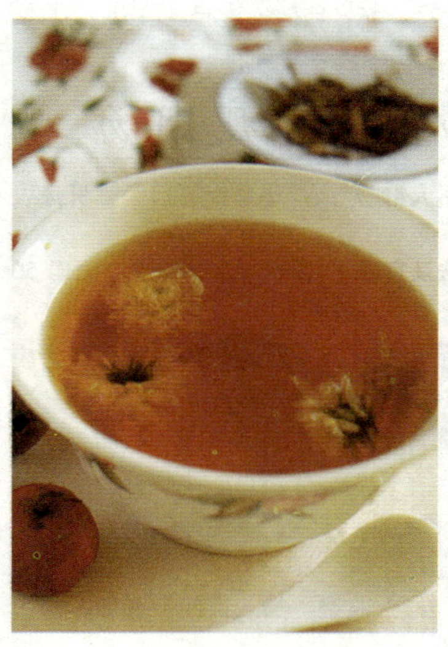

菊楂钩藤决明饮

适用人群／ 阴虚阳亢型高血压，表现为头晕目眩、心悸烦躁易怒、口苦口干、耳鸣、精神萎靡。

用法及宜忌／ 经常代茶饮。此方水煎、泡茶疗效无明显差异。

原料 杭白菊、钩藤各6克，生山楂、决明子各10克，冰糖适量。

做法

1 将钩藤、生山楂、决明子加水煎汁，约500毫升。

2 用药汁冲泡菊花，调入冰糖，代茶饮即可。

功用解析 本品中菊花和决明子清肝明目而降血压、山楂活血化瘀可降血脂、钩藤清热平肝，对于肝阳上亢、头目眩晕者最为适宜。

▶贴心提示

高血压患者如果是孕妇，应在医生的指导下治疗，以免减少胎儿的营养供给。

芹菜大米粥

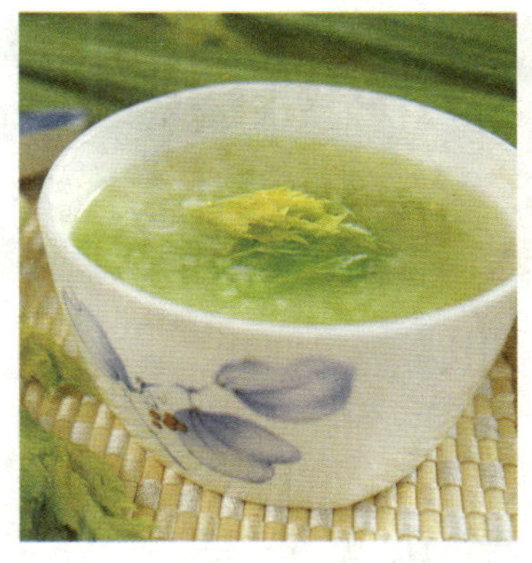

适用人群 / 高血压、高血脂患者。健康人也可作为保健食品，预防高血压、高血脂。

用法及宜忌 / 每次 200 毫升，每天服 3 次，每周 3 ~ 4 日，一个月为 1 疗程。

原料 芹菜（根、茎、叶）200 克，大米 50 克。

做法

芹菜洗净后切碎，将大米洗净后放入砂锅内，加水适量，煮至半熟时，加入芹菜碎，小火慢煮成粥即可。

贴心提示

芹菜有镇定神经的作用，神经衰弱无法入睡者可以经常食用。

功用解析 降血压，平肝镇静，和胃止吐，利尿。

猪腰杜仲汤

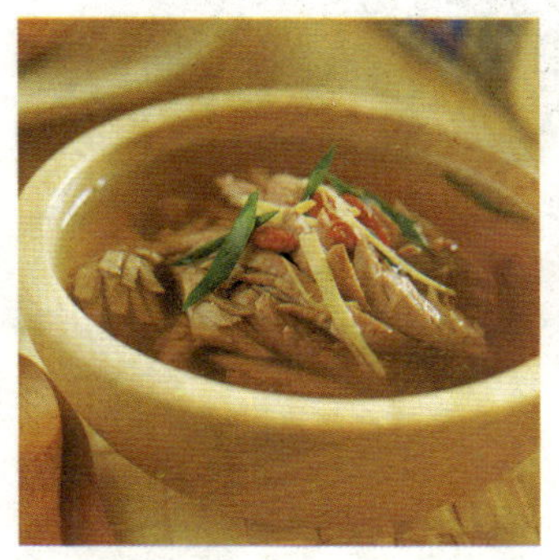

功用解析 杜仲药用价值高，配方较宽，除有持续高效降压作用外，还能安胎、补肝肾、强筋骨等。

适用人群 / 早期高血压及小儿麻痹后遗症者。

用法及宜忌 / 喝汤吃腰。

原料 杜仲 18 克，鲜猪腰 1 个，葱丝、姜丝、枸杞子、料酒、盐、鸡精各适量。

做法

1 猪腰子洗净，去筋膜、臊腺，切块划割细花。

2 猪腰子与杜仲加水、料酒、葱丝、姜丝、枸杞子煎煮，至猪腰烂熟，加盐、鸡精调味即可。

常见病对症调养名方

高脂血症调养名方

血浆中的脂类总称血脂，当血浆脂质总量或其中部分超过正常高限时，称高脂血症。引起高血脂的原因有：饮食失节、脾脏功能衰退、情志不畅、肝气郁结、气滞血瘀、阻塞脉络等。血中过量之脂，实为痰浊水湿。所以治疗高脂血症以健脾利湿化痰为主。

首乌黑豆炖甲鱼

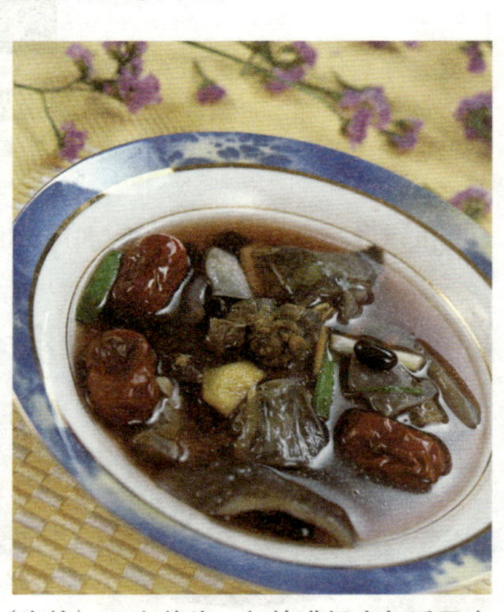

适用人群／ 高脂血症、冠心病及肝炎、肝脾肿大者。

用法及宜忌／ 饮汤吃肉佐餐。

原料 首乌 30 克，黑豆 60 克，甲鱼（又名鳖）1 只，红枣 3 颗，姜片、葱段、盐、鸡精各适量。

做法

1 将甲鱼洗净去内脏，切块，略炒。

2 甲鱼块同黑豆、首乌、红枣（去核）、生姜片一起放进锅内加适量水炖1小时，加盐、鸡精调味即可。

功用解析 首乌有补精血、益肝肾之功效。药理研究证明，首乌能阻止胆固醇在体内沉积，防治动脉粥样硬化。黑豆可治高血压、胆固醇增高症。甲鱼能滋阴补益肝肾，散结消肿。

▶贴心提示

40岁以上的男性、绝经以后的女性和高血压、糖尿病、冠心病、痛风等疾病患者，都是高脂血症的高发人群，需要定期检查血脂指标。

山楂消脂饮

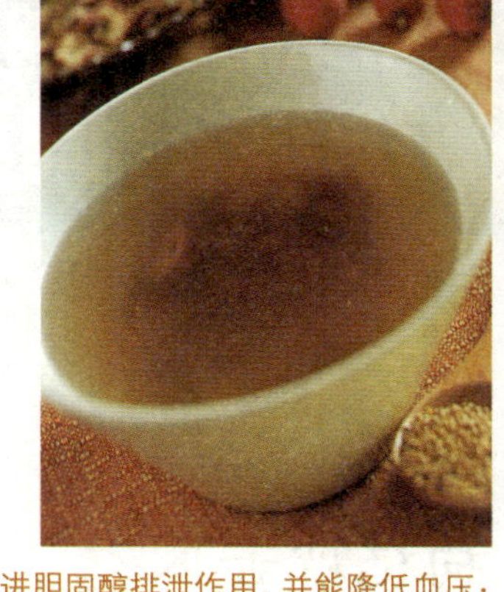

适用人群／ 高脂血症患者。

用法及宜忌／ 每日 3 次。

原料 鲜山楂 30 克，生槐花 5 克，嫩荷叶 15 克，草决明 10 克，白糖适量。

做法

1 将山楂、生槐花、嫩荷叶、草决明放入锅中，加水煎煮。

2 待山楂将烂时，用大勺将其碾碎，再煮10分钟。

3 滗出汁液，加少量白糖调味即可。

功用解析 山楂有扩张冠状动脉和促进胆固醇排泄作用，并能降低血压；槐花能有效地降低肝、主动脉及血中胆固醇含量；荷叶化湿降脂；草决明疏肝通便降脂。

凉拌芹菜海带

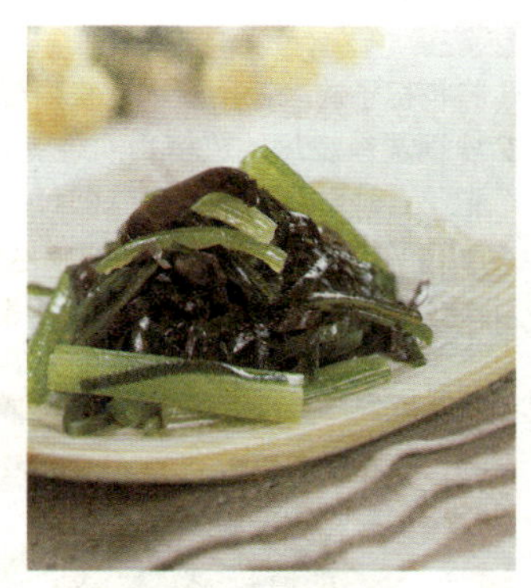

适用人群／ 高脂血症、冠心病、高血压、甲状腺肿大。

用法及宜忌／ 可经常食用。

原料 芹菜梗 200 克，海带 100 克，黑木耳 10 克，盐、鸡精各适量。

做法

1 先把黑木耳和海带用水洗净发透，切丝，用沸水焯熟。

2 嫩芹菜梗切成3厘米长的段，用沸水煮3分钟捞起。

3 原料冷却后加盐、鸡精拌和后即可食用。

功用解析 补气活血、凉血滋润。海带有丰富的碘、钙、铁、磷以及维生素等成分，有祛脂降压作用。

常见病对症调养名方
糖尿病调养名方

糖尿病是一种由于体内胰岛素的相对或绝对不足而引起的糖、脂肪及蛋白质代谢紊乱的疾病。主要症状是口渴多饮、多食而消瘦、多尿或尿浑浊、容易疲倦、体重下降、视力模糊、伤口难以愈合、皮肤生疮发炎等。其主要病位在肺、脾（胃）、肾，主要病机是阴虚燥热与肾虚血瘀。食疗方法当以滋阴清热、补肾、活血为其基本原则。

枸杞炒苦瓜

适用人群 / 适用于糖尿病患者辅助治疗。

用法及宜忌 / 糖尿病患者做正餐服食。

原料 枸杞子 20 克，苦瓜 150 克，葱花 3 克，盐 2.5 克，植物油适量。

做法

1 将枸杞子洗净，用清水泡软；苦瓜洗净，去瓤，切丝。

2 炒锅洗净烧热，放植物油烧热，放入葱花，出香味时，放入苦瓜和枸杞子，炒熟后，加盐调味即可出锅。

功用解析 苦瓜中含有类似胰岛素的物质，有明显的降血糖作用，能促进糖分分解，改善体内的脂肪平衡，是糖尿病者理想的食疗佳品。

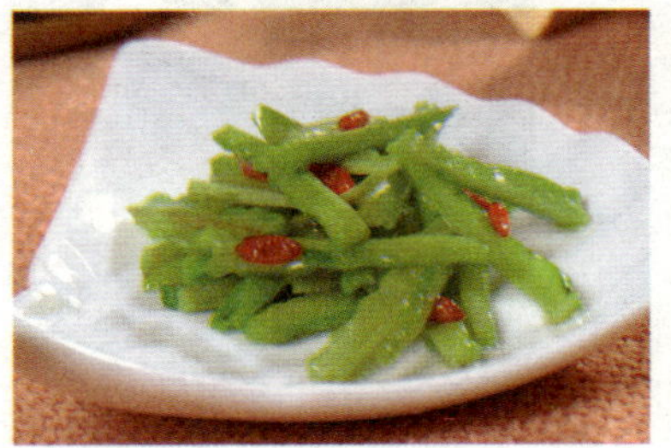

▶贴心提示

科学合理的饮食调养以及良好的饮食习惯，能迅速控制糖尿病病情的发展，对轻型糖尿病患者来说，首选的治疗手段就是饮食调养。良好的饮食习惯还能提高机体免疫功能，杜绝或减缓糖尿病并发症的过早发生。

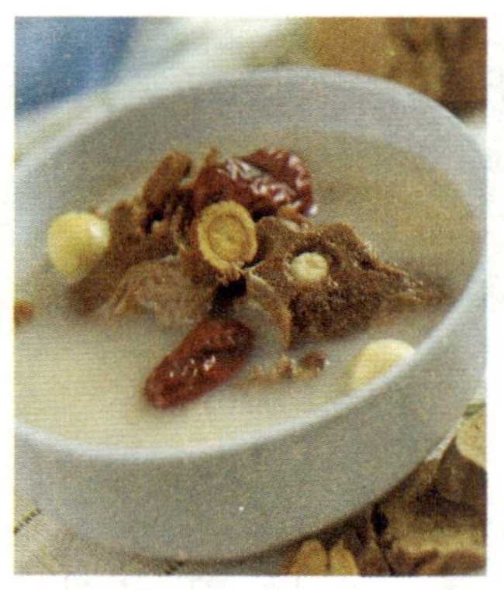

猪脊羹

适用人群 / 糖尿病见口渴、善饥、尿多等症状的患者。

用法及宜忌 / 分顿食用，以喝汤为主，并可吃肉、枣和莲子。

原料 猪脊骨1副，红枣150克，莲子（去心）100克，木香3克，甘草10克。

做法

1 猪脊骨洗净，剁碎，放入锅中。

2 木香、甘草用纱布包裹，与红枣、莲子同放锅中。

3 加适量水，小火炖煮4小时即可。

功用解析 猪脊骨中含多种营养成分，可补充糖尿病人节制饮食造成的营养缺乏。同时育阴清热，解口渴，止虚汗，是糖尿病人的理想饮食。

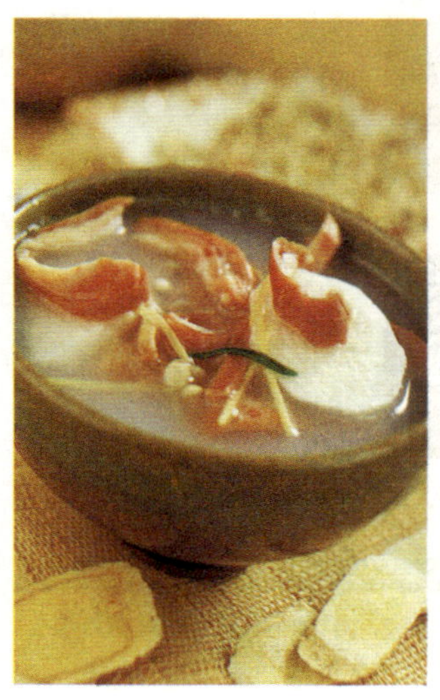

山药炖猪肚

适用人群 / 滋养肺肾，适用于消渴多尿。

用法及宜忌 / 空腹食用，每日1次。

原料 鲜猪肚1副，山药块、金针菇各15克，盐、鸡精各适量。

做法

1 将猪肚洗净，切片，加水煮熟。

2 再入山药块、金针菇与猪肚同炖至烂，稍加盐、鸡精调味即可。

功用解析 本品具有滋养肺肾、固涩补益的作用，适用于糖尿病肾阴亏损，见口渴多饮、尿频色清、疲乏无力、腰膝酸软者的辅助食疗。

常见病对症调养名方

冠心病调养名方

冠心病是由于冠状动脉粥样硬化使管腔狭窄或闭塞，导致心肌缺血缺氧而引起的心脏病。其主要症状为心绞痛、心肌梗死、心肌缺血或坏死。本病多发于40岁以上的人，男性高于女性，且以脑力劳动者居多。高血脂、高血压和吸烟是冠心病的重要致病因素。

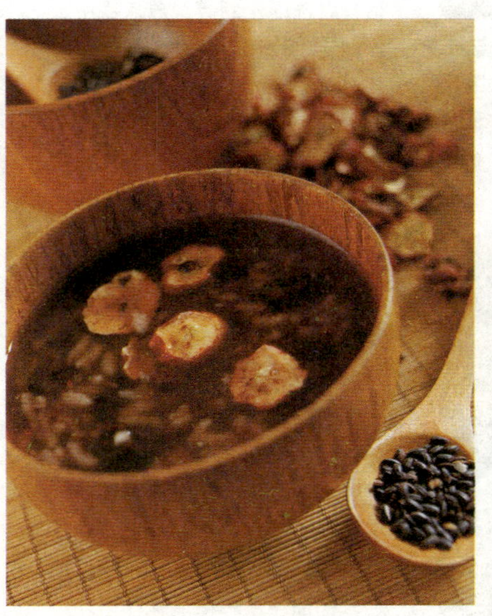

山楂黑米粥

适用人群／防治高血压、高脂血症、冠心病、寒性胃炎。

用法及宜忌／可经常食用。

原料 山楂30克，黑米、大米各60克。

做法

1 选用新鲜山楂或干山楂用温水泡发备用。

2 山楂置锅内，加水煮20分钟，去渣留汁。

3 再将黑米、大米洗净，放入山楂水中煮粥食用即可。

功用解析 滋阴养心。山楂有强心作用，黑米有暖胃补虚、补肝肾作用。

▶贴心提示

黑米有很强的抗衰老作用。国内外研究表明，米的颜色越深，则表皮色素的抗衰老效果越强。此外，黑米富含黄酮类活性物质，对预防动脉硬化有很大的作用。

薤白粥

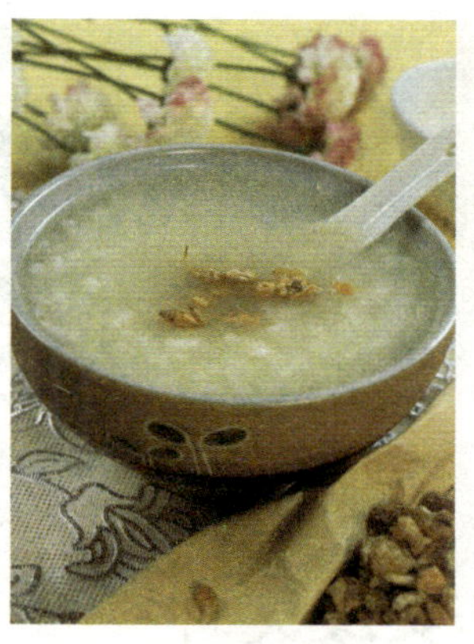

适用人群／ 用于冠心病、心绞痛的辅助治疗。对胸闷憋气、阵发性心痛、心悸、遇寒痛重、畏寒肢冷、面色苍白者有良效。

用法及宜忌／ 早晨空腹服食。可间断温热服用。3～5天为1疗程，每日2～3次温热服。

原料 薤白10克（鲜者30克），葱白2根，面粉100～150克(或大米50克)。

做法

1 先把薤白、葱白分别洗净，切碎。

2 与面粉用凉水和匀。

3 调入沸水中煮熟即可（或用大米一同煮成稀粥）。

功用解析 薤白能通胸中的阳气，散胸中阴寒，为治疗胸中刺痛的良药。

葛根粥

适用人群／ 防冠状动脉狭窄引起的冠心病、心绞痛。

用法及宜忌／ 可经常食用。

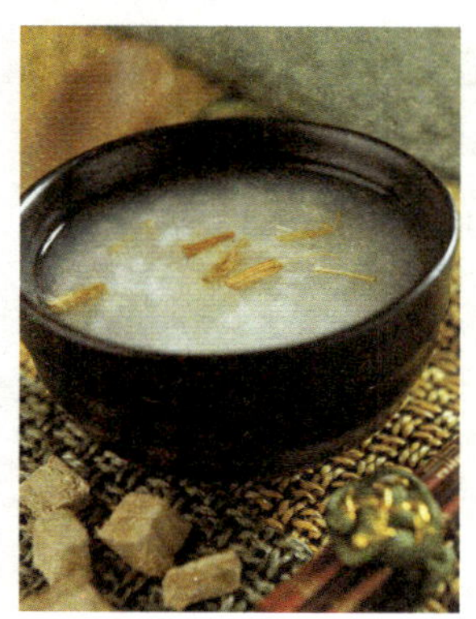

原料 新鲜葛根30克，大米100克。

做法

1 先将新鲜葛根洗净，切片磨碎，加水搅拌，沉淀取粉。

2 同大米一起加水煮粥食用即可。

功用解析 葛根含有大量的葛根素、黄酮苷素，具有降血压、血脂，防癌、抗癌等功效，能有效地防治心血管疾病、脑动脉硬化。葛根还含有丰富的女性荷尔蒙，具有丰乳作用。

常见病对症调养名方

骨质疏松调养名方

骨质疏松是由于全身钙量减少、骨皮质变薄、骨小梁减少引起的，易导致骨折的一种疾病。骨质疏松患者平时多无症状，部分患者周身骨痛，以腰背部为主，活动时疼痛加剧，日久将会出现下肢肌肉萎缩。骨质疏松可导致驼背、身长缩短等症状。

罗汉大虾

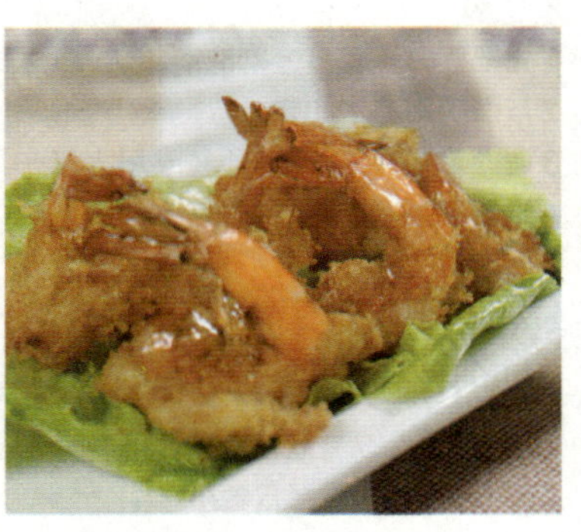

适用人群／ 适用于肾虚阳痿、早泄、骨质疏松症。

用法及宜忌／ 佐餐食用。阴虚火旺者忌服。

原料 对虾12只，鱼肉泥60克，鸡蛋1个（取蛋清），鸡精2克，料酒12克，玉米粉、白糖各15克，植物油50毫升，盐、面包屑、生菜各适量。

做法

1 将对虾去头、皮、肠，留下尾巴，片开，剁断虾筋，挤干水分，撒些鸡精，先两面蘸玉米粉，再放在鸡蛋清中蘸一下，最后把背面蘸上面包屑，码在盘子里。

2 将鱼泥用蛋清、玉米粉、鸡精、盐、白糖、料酒、少许植物油拌成糊，抹在对虾上。

3 将对虾用干净温油炸熟，放入铺有生菜的盘中即可。

▶贴心提示

骨质疏松者宜多食富含钙、磷、蛋白质的食物，如豆制品、牛奶等；多吃富含维生素D、维生素C的食物，能促进钙的吸收；多吃坚果，如核桃仁、黑芝麻等。除了食补以外，骨质疏松患者还应坚持体育锻炼，定时晒太阳，每日户外日晒不少于30分钟。

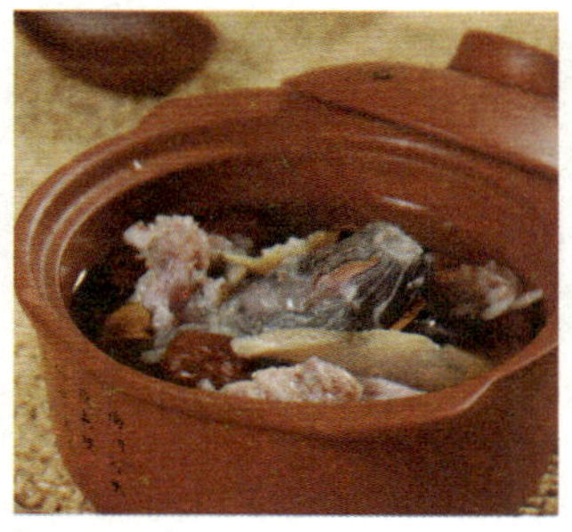

滋补参灵龟

适用人群 / 适用于气血亏虚所致的身体虚羸、精神倦怠、腰膝酸软、头晕耳鸣。

用法及宜忌 / 食肉喝汤，1日内分4次食用，连服4日，隔半月再食一个疗程。

原料 红参10克，灵芝20克，红枣10克，乌龟1只，盐、料酒、姜各适量。

做法

1 将龟宰杀后，放沸水锅内略煮，捞出，去皮及内脏，取肉切块；姜洗净，切丝；红枣洗净，去核。

2 将龟肉、红枣、红参、灵芝放入砂锅中，加适量清水，大火煲沸，转小火煲汤1小时，加盐、料酒、姜丝各少许调味即可。

功用解析 本品大补精血，益气补元。

人参鹑蛋

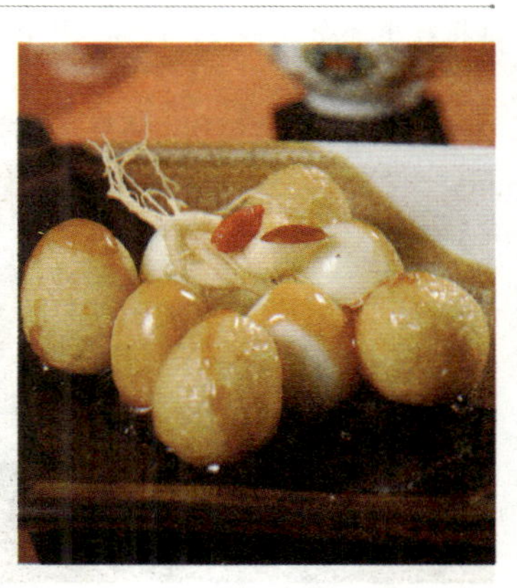

适用人群 / 适用于骨质疏松患者。

用法及宜忌 / 佐餐食用。

原料 人参片2克，黄精、枸杞子各3克，去壳熟鹌鹑蛋10个，盐、白糖、鸡精、植物油、料酒、水淀粉、高汤、葱末、姜末、酱油、醋各适量。

做法

1 人参片、黄精分别放瓷碗中加水

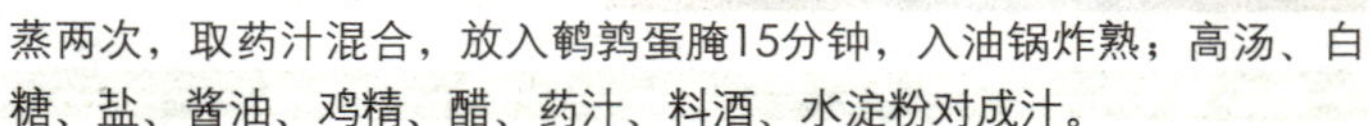

蒸两次，取药汁混合，放入鹌鹑蛋腌15分钟，入油锅炸熟；高汤、白糖、盐、酱油、鸡精、醋、药汁、料酒、水淀粉对成汁。

2 另起油锅，用葱末、姜末炝锅，将炸好的鹌鹑蛋同对好的料汁一起入锅，加枸杞子煮沸，装盘即可。

常见病对症调养名方

动脉硬化调养名方

随着年龄的逐渐增大，人的动脉血管就会变硬，血管壁逐渐失去弹性，加上脂肪沉积，会使动脉血管变得愈来愈狭窄，通过血管的血液量也逐渐减少。动脉硬化会发生中风、冠状动脉疾病等。

双玉粳米粥

适用人群 / 适用于高血压、高血脂、动脉硬化者辅助食疗。

用法及宜忌 / 每日 1 ~ 2 次。

原料 玉米粉 20 克，粳米 100 克，玉竹 10 克，红枣 10 颗。

做法

1 将红枣洗净，去核，切碎；玉竹洗净，入锅加适量水煮熟，捞出凉凉，切成小粒。

2 玉米粉加水调成糊状；将粳米洗净后与红枣、玉竹粒一同加水入锅煮成粥。

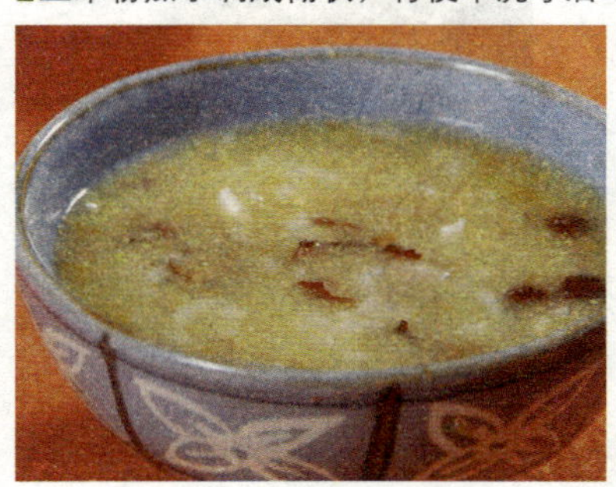

3 再慢慢加入玉米粉糊搅匀，继续煮片刻即可。

功用解析 玉米粒的胚尖含有大量的不饱和脂肪酸，可以调整人体神经功能，增强新陈代谢。常食此粥具有降低血脂、软化血管、预防动脉硬化之功效。

▶贴心提示

动脉硬化患者应戒烟，并坚持适量体育运动，保持腿部温暖和干燥，不要让皮肤受伤。患有贫血、糖尿病或心力衰竭等疾病者，应抓紧治疗，防止病情恶化。

猪肉炒洋葱

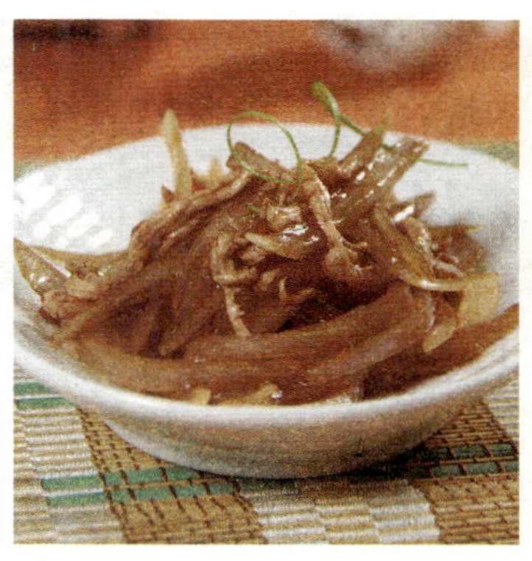

适用人群／ 动脉粥样硬化者。

用法及宜忌／ 佐餐服食。

原料 洋葱150克，猪瘦肉50克，酱油、味精、植物油、盐各适量。

做法

1 将猪肉洗净，切成丝；洋葱去外皮，洗净切丝。

2 锅内放植物油烧至八成热，放入肉丝翻炒至变色，放入洋葱丝同炒片刻，加酱油、盐、味精翻炒片刻即可。

功用解析 本品能营养血管，改善动脉粥样硬化症状。

醋蛋液

适用人群／ 适用于高血压、动脉硬化者作为辅助治疗。

用法及宜忌／ 每日早饭前，20毫升醋蛋液加对80毫升温开水混合后空腹饮服。7天为1疗程。

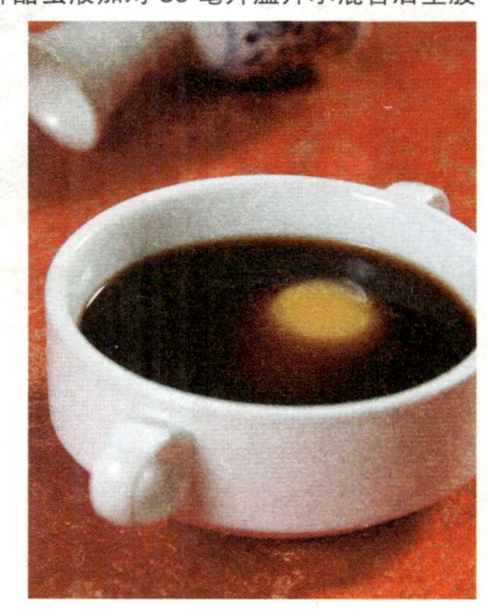

原料 鲜鸡蛋1个，米醋180毫升。

做法

1 将鸡蛋洗净后放置在一个有盖的大口搪瓷杯中，将米醋倒入杯中并加盖密闭48小时至蛋壳软化。

2 用竹筷将蛋壳挑破并搅拌均匀，再密封放置24小时即可。每次取出食用的部分后要密封保存。

功用解析 本品可作为脑血栓、高血压患者的辅助治疗。

常见病对症调养名方

中风后遗症调养名方

中风是老年人慢性残废的主要原因之一，常见于高血压及动脉硬化患者，此类患者脑血栓早期可反复发作肢体麻木、肢体无力等，多在休息或睡眠起床后发现半身瘫痪，有的仅出现偏身感觉障碍，可伴有眩晕、眼球震颤、呛咳等，选用合适的药膳调治对预防和恢复有较好的作用。

醋蒸胡椒梨

适用人群／ 本方适用于肝阳上亢、脉络瘀阻型中风患者。

用法及宜忌／ 日服2次，每次1个梨，15天1疗程。

原料 陈醋250克，白胡椒10粒，梨2个。

做法

1. 将白胡椒研为细粉；梨洗净，一劈两半。
2. 将白胡椒粉夹于其中，放入盘内。
3. 加醋上笼蒸至梨熟，即可食用。

功用解析 白胡椒温中化痰、祛风；梨生津润燥、清热化痰；陈醋能活血散瘀，解毒杀虫。几味同用有清热、活血化瘀、祛风止惊之功效。

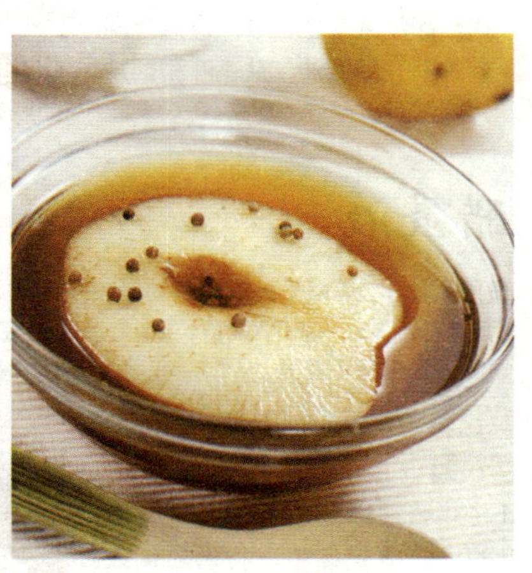

贴心提示

胡椒有黑胡椒及白胡椒两种，当果实未成熟时为浅绿色，像葡萄一串串地挂在枝干上，把未成熟的果实摘下烘干，果皮会转为黑褐色，就变成了一般所谓的黑胡椒。然而，若将成熟的果实去掉外皮再烘干，浸泡在水里，待果皮软化除去便成白胡椒。药用价值则以白胡椒为佳。

地龙桃花饼

适用人群／ 本方适用于气虚血滞、脉络瘀阻型中风后遗症患者。临床表现为：半身不遂，肢软无力，口眼歪斜，面色萎黄或暗淡无华。

用法及宜忌／ 每次食1～2个，每日2次。面红目赤、心烦易怒、大便秘结、小便短赤者禁用。

原料 干地龙30克，红花、赤芍各20克，当归50克，川芎10克，黄芪100克，桃仁20粒，玉米面400克，面粉100克，白糖适量。

做法

1 干地龙以酒浸除其腥味，烘干研粉。与上药加水1000毫升，煎30分钟，浓缩去渣取汁。

2 玉米面、面粉加地龙粉及白糖适量，以药汁和成面团，制成饼坯。

3 桃仁去皮，略炒后研碎，撒在饼坯上，入烤箱内烤熟即可。

功用解析 黄芪补益精气，地龙祛风通络，桃仁、红花、当归、川芎、赤芍养血活血，几味同用有补气活血、通经活络之功效。

黄芪猪肉羹

适用人群／ 本方适用于肾虚精亏型中风患者。临床表现为：失语，心悸气短，腰膝酸软，肢体痿废，手足麻木，舌体胖大，边有齿痕，苔白，脉沉无力。

用法及宜忌／ 禁用于头疼汗出，心烦口苦，动则易怒，腹胀嗳气者。

原料 黄芪30克，红枣10颗，当归、枸杞子、陈皮各10克，猪瘦肉100克，姜片、葱段、盐、味精各适量。

做法

1 将各药与葱段、姜片一同装入纱布包，猪肉切成3毫米宽的片。

2 将切好的猪肉与药包共入锅内，加水、生姜片、葱白段，大火煮沸改小火煮至肉烂加适量盐、味精调味即可。

功用解析 黄芪益气，枸杞子填精，当归养血活血，大枣温中补气，猪瘦肉富含蛋白质，滋阴润燥，全方共达补益精气、活血化瘀之功效。

常见病对症调养名方
肾功能衰竭调养名方

轻度炎症如慢性肾盂肾炎、肾小球肾炎等炎症反复发作会使肾功能受到损伤，逐渐造成肾衰竭。肾衰竭的早期症状有夜尿、多尿等，晚期尿量逐渐减少，发生高血压、贫血、尿毒症、酸中毒等表现。

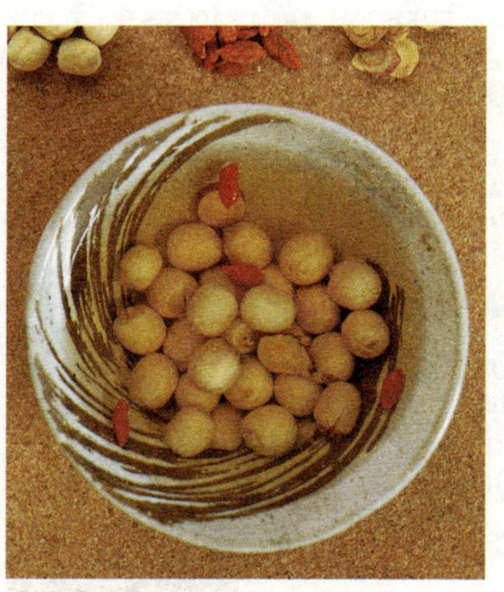

莲子六一汤

适用人群／ 患泌尿系统感染，尿急、尿频、小便赤浊，或兼有虚烦、低热等症的人群。

用法及宜忌／ 吃莲子喝汤。

原料 莲子60克，生甘草10克，枸杞子、冰糖各少许。

做法

莲子去心，生甘草加水一大碗，小火煎煮至莲子软熟时加枸杞子、冰糖稍煮即可。

功用解析 莲子养心益肾，健脾止泻，治心悸、失眠、遗精、淋浊、久泻、虚痢、崩漏、白带。《神农本草经》记载莲子补中养神、益气力、除百疾，久服轻身耐老，不饥延年。

贴心提示

本品因莲子与甘草之比为六比一，所以叫六一汤。如果感到身体疲劳、腰背痛、尿频，还伴有低烧，应及时去医院检查。

虫草洋参乌鸡汤

适用人群／ 适用于肾功能较弱、易疲劳者。

用法及宜忌／ 吃肉喝汤。

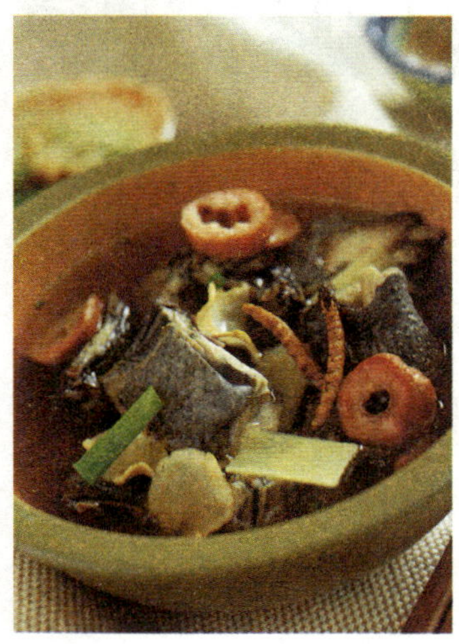

原料 虫草6克，西洋参10克，山楂15克，乌鸡1只，姜片、葱段、料酒、盐、味精各适量。

做法

将乌鸡去毛及内脏，切块；与西洋参、虫草、山楂、姜片、葱段、料酒同放砂锅内，加适量水，炖至肉熟，加盐、味精调味即可。

功用解析 虫草即冬虫夏草，益肺补肾，补虚强壮；西洋参补气生津，为抗疲劳的常用佳品。西洋参和人参均可补气强壮抗疲劳，但人参较温燥，容易上火，西洋参则补而不燥，适宜长期服用。

茅根赤豆汤

适用人群／ 适用于肾炎水肿者。

用法及宜忌／ 一日内分顿食用。

原料 鲜茅根200克（或干茅根50克），红小豆50克，大米200克。

做法

1 大米淘洗干净。

2 鲜茅根洗净，加适量水，煎煮30分钟，捞去药渣。

3 再加大米、红小豆，继续煮成粥即可。

功用解析 茅根败毒抗癌、凉血止血、清热利尿；红小豆利小便、消水肿、和血排脓、消肿解毒。用于尿血、肾炎水肿、小便不利等病的食疗。

常见病对症调养名方
脑溢血调养名方

脑溢血，又称脑出血，起病急骤，病情凶险，死亡率非常高，是急性脑血管病中最严重的一种，多发于中老年人。脑出血的原因主要与脑血管的病变、硬化有关。血管的病变与高血脂、糖尿病、高血压、血管的老化、吸烟等密切相关。

夏枯草煲猪肉

适用人群／ 脑溢血引发的肝肾虚损、眩晕耳鸣者。

用法及宜忌／ 吃肉及桑葚，喝汤，每日 1 剂，血压正常后可再喝 1 周巩固。

原料 夏枯草、桑葚、牡蛎各 20 克，猪瘦肉 250 克，酱油、糖、盐、鸡精各适量。

做法

1 将夏枯草及牡蛎洗净煎汁；猪肉洗净，切块。

2 将煎汁与猪肉块同入锅中，用小火煲汤，至七成熟。

3 加入桑葚、酱油、盐、糖调味，继续煮至肉烂熟，加鸡精，汁液收浓即可。

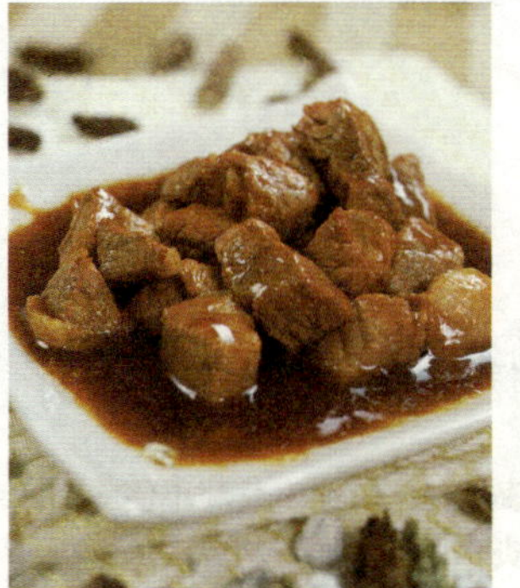

功用解析 夏枯草清肝热、散郁结、降血压；牡蛎益阴潜阳；桑葚甘寒，滋阴补血；而猪肉含丰富的动物蛋白，有平肝养血、滋阴补虚之功。诸味合用，具有育阴潜阳、养血益精、降血压的效用。

▶贴心提示

“夏枯草，瘦肉汤，清热散结降血压，杀菌治痢保安康。”这是对夏枯草煲猪肉的称誉。此疗法价廉、易得、效好。

三鲜饮

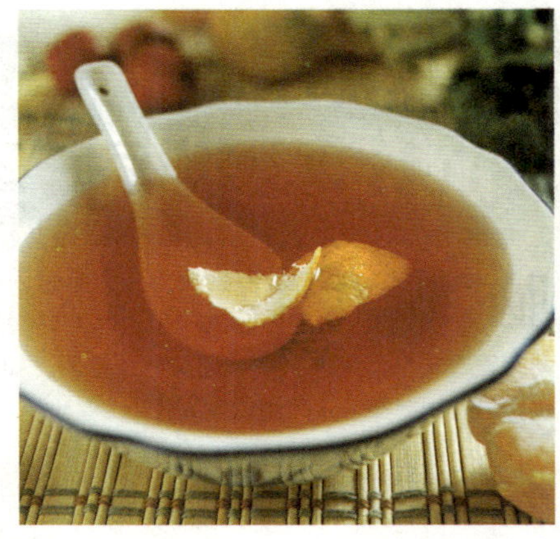

适用人群 / 高脂血症。

用法及宜忌 / 分 3 次服。

原料 鲜白萝卜100克，鲜山楂50克，鲜橘皮15克。

做法

鲜白萝卜、鲜山楂、鲜橘皮加水煎取汁300毫升。

功用解析 本方具有化痰降浊的功效。白萝卜含有芥子油和淀粉酶，能助消化，并促进各种脂肪类物质在人体内的新陈代谢，从而防止它们在皮下的堆积；山楂含大量维生素 C 和酸性物质，这可增加胃中淀粉酶、脂肪分解酶等，有扩张冠状动脉、降低血压、降低胆固醇及减肥作用；橘皮理气和胃、祛湿化痰。

▶贴心提示

橘皮的妙用：在粥烧沸前，放入数片橘皮，待粥煮熟后，芳香爽口，令人开胃。在烧肉汤或排骨时，放入几块橘皮，不仅味道鲜美，而且吃起来不感到油腻。

醋泡花生仁

适用人群 / 高血压患者。

用法及宜忌 / 每日早晚各食用 10 粒。

原料 生花生仁、醋各适量。

做法

生花生仁（带衣)适量放入瓶中，倒入醋浸泡15天以上即可食用。

功用解析 清热活血，治疗高血压，并有防止血栓形成的作用。

常见病对症调养名方

脑梗塞调养名方

脑梗塞也称脑血栓，脑梗塞形成大都是因高血压、脑动脉粥样硬化导致血管内膜病变使血流变慢、血液黏稠度增加而有血栓形成，引起动脉管腔狭窄、闭塞，造成局部血流中断。如果不及时预防和治疗，脑梗塞会对人体健康带来严重的危害。

清蒸肉末海带合

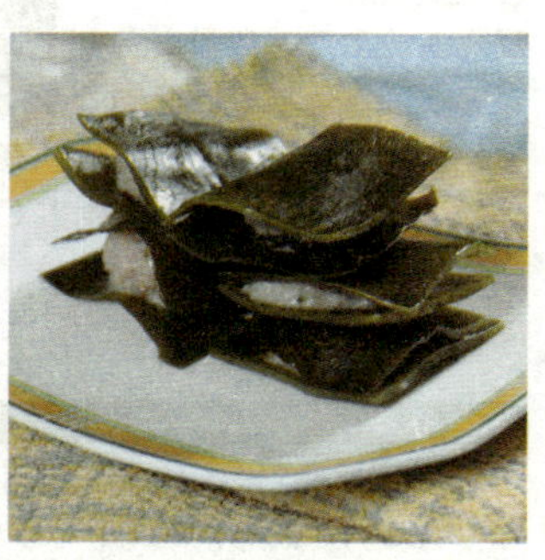

适用人群／ 适用于高血脂、脑梗塞、肥胖症患者作为辅助食疗。

用法及宜忌／ 烹制时一定要掌握海带与肉的比例，海带用量是肉的两倍以上。

原料 水发海带350克，猪瘦肉150克，葱末、姜末各10克，盐、鸡精、清汤、香油各适量，鸡蛋1个(取蛋清)。

做法

1 锅内放适量水，将水发海带煮透，捞出晾凉后部分切成块，放入碗中，加盐、鸡精拌匀，腌渍片刻；剩余海带切成细末。

2 将猪瘦肉洗净，剁成泥，加盐、鸡精、清汤、葱末、姜末、鸡蛋清、香油、海带末搅匀，挤成丸子，分放在海带上，每个丸子上再盖一片海带，略压，即生海带合。

3 将生海带合放笼屉蒸熟，装盘即可食用。

贴心提示

脑梗塞初期表现为一侧肢体麻木，力弱，一过性失语或头昏、眩晕等脑供血不全症状，大多数无明显头痛和呕吐等颅内压增高症状，但可因缺血、缺氧出现嗜睡。一般无明显意识障碍，可有一过性昏迷。严重者可出现对侧偏瘫、肢体麻木、失语、同侧暂时性失明、视神经萎缩、丧失意识等症状。一旦发现有脑梗塞的症状要及时治疗。

参贝海带汤

适用人群／ 用于高血压病伴有的头痛、目眩、耳鸣、烦热、失眠等。

用法及宜忌／ 每周2次服食。

原料 海参、干贝各2个，水发海带100克，夏枯草20克，枸杞子10克，姜片、葱段、料酒、盐、鸡精各适量。

做法

1 海参、干贝浸泡一夜，海参与姜片、葱段一起入锅加水煮软。

2 将夏枯草加适量水，放入砂锅中煎取药汁；将干贝、海参、海带洗净切细丝，共放入砂锅内，放入枸杞子、姜片、葱段、料酒，加水大火煮沸，转小火炖至汤汁剩一半，倒入夏枯草药汁，加盐、鸡精调味即可。

功用解析 海参含有丰富的胶质蛋白、碘、钙、磷、铁等矿物质，有补肾益精、养血润燥的作用；枸杞子能滋阴补血，降血压；夏枯草清肝火，散郁结。海带所含褐藻氨酸，是一种有效的降压成分。

茯苓枣实瘦肉汤

适用人群／ 高血压、血管硬化、脑梗塞患者以及口臭、眼睛充血、糖尿病患者作为辅助食疗。

用法及宜忌／ 吃肉喝汤；此药膳老少皆宜。

原料 茯苓、芡实各100克，红枣50克，猪瘦肉200克，盐、香油各适量。

做法

1 猪瘦肉洗净切片；红枣洗净去核；芡实、茯苓洗净。

2 猪肉片、红枣、芡实、茯苓共同入锅，加适量水先用大火将水煮沸后改用小火煨1小时，取出药纱袋，加盐、香油调味后食用即可。

功用解析 该膳能降血脂、降血压，防治血管硬化，对儿童伤食、中年人熬夜伤神、烟酒过多、口臭、眼睛充血以及糖尿病患者也有一定的辅助治疗作用。

常见病对症调养名方
带下病调养名方

带下病是指妇女阴道液体明显增多，色质、气味异常，并伴有一系列全身或局部不适症状。中医认为，妇女带下病主要由于脾虚失运、肾气不固、阴虚火旺、湿热蕴积、损伤冲任、带脉失约而引起，除了药物治疗外，民间应用食疗方对症调治也取得了较好的疗效。

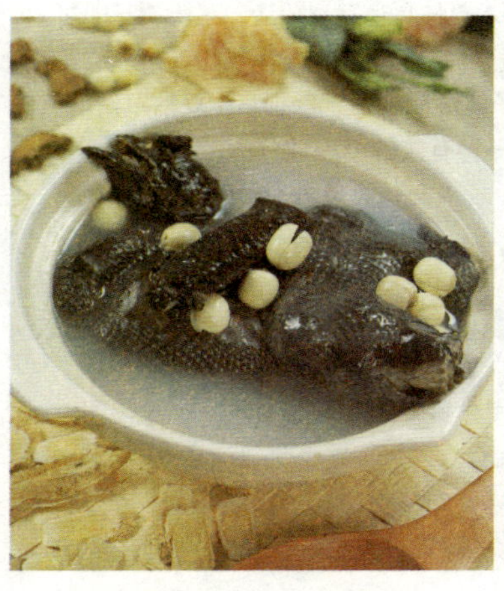

黄芪炖乌鸡

适用人群／适用于带下，症状见带下色白如涕，无臭味，绵绵不断等。

用法及宜忌／吃鸡肉、莲子，喝汤，随量食用。

原料 黄芪30克，白术20克，莲子50克，乌骨鸡1只，盐、鸡精各适量。

做法

1 将乌骨鸡宰杀去毛及内脏后洗净。

2 黄芪、白术用纱布包好，塞入鸡腹内，放入炖锅中。

3 放入莲子，加适量水，用小火炖至鸡肉烂熟，拣去药包，加盐、鸡精调味即可。

贴心提示

普通老母鸡营养也很丰富，也具有益气补虚的作用，民间常用老母鸡同黄芪或山药炖汤食用，对体虚带下者也有效果。

功用解析 乌骨鸡性平，味甘，具有补虚、益气、健脾、固肾之功，凡体质虚弱的妇女白带过多者，宜常食之。

参苓白果粥

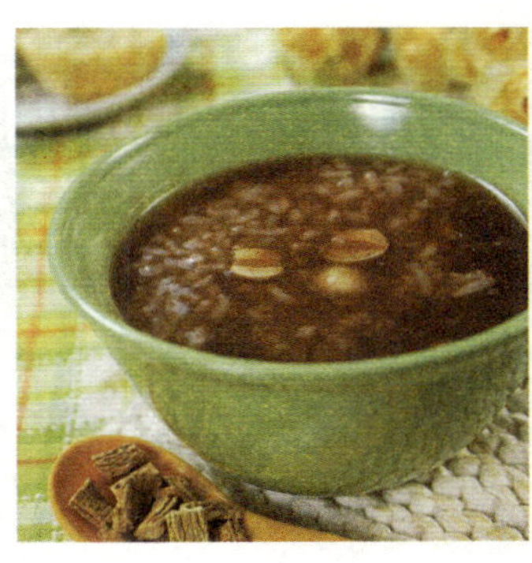

适用人群／ 脾气虚弱型带下。

用法及宜忌／ 分2次吃完，每天1剂。白果多食可致中毒，所以一次用量不宜过大。

原料 党参、茯苓各20克，白果仁15克，大米60克，红糖适量。

做法

1 先将党参、茯苓冲洗干净，放锅中加适量水煎熬30分钟，去渣留汁。

2 再将白果仁、大米淘洗干净共放上述药汁中，用大火煮沸后，改用小火熬粥(若药汁不足可加沸水)。

3 熬至粥稠白果仁熟透时，加入红糖煮化即可。

功用解析 白果治疗白带过多。党参、茯苓健脾益气，祛湿止带。

金樱子炖甲鱼

适用人群／ 阴虚火旺型带下。症状见带下赤白，质黏稠无臭味，阴部灼热，伴有头晕目眩，或面部烘热，心烦失眠，盗汗梦多，小便短赤，大便干结等。

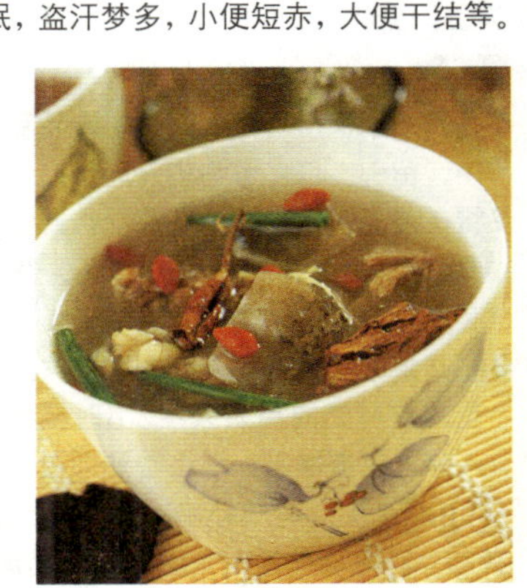

用法及宜忌／ 吃肉喝汤，随量食用。咖啡、浓茶、花椒等刺激性食物应忌用。

原料 金樱子15克，熟地、地骨皮各20克，甲鱼1只，姜片、葱段、盐、料酒各适量。

做法

1 甲鱼宰杀洗净，剁成块；金樱子、熟地、地骨皮与甲鱼共放炖锅中，加入调味料及适量水。

2 用小火炖至甲鱼肉烂熟即可。

常见病对症调养名方
闭经调养名方

妇女年满18周岁尚无月经来潮，或月经周期建立后又中断3个月以上，称为闭经。一般来说，经期逐月延后，经量逐月减少，直至停闭，多属虚；月经突然停闭，伴有下腹、乳房和全身胀痛者，多属实。虚证当以养精补血为主，兼顾脾胃。实证以活血行瘀为主，佐以调气。

参芪蒸乌鸡

适用人群／气血双虚，以致胞宫失养导致的闭经，伴有头晕、眼花、面色苍白等症状者。

用法及宜忌／10 剂为 1 疗程。

原料 乌骨鸡 1 只，大红参、赤茯苓、当归身、益母草各 9 克，炙黄芪、黑桑葚、黑豆各 24 克，干白术、熟地各 15 克，炙甘草、陈皮各 6 克，水发红菇 30 克，红枣、荔枝干各 13 颗，虾仁 20 克，生姜、盐、鸡精、香油各适量。

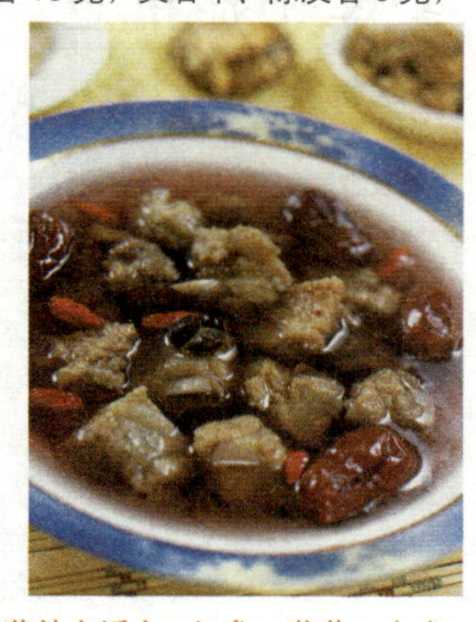

做法

1 先将乌骨鸡宰杀后，褪净鸡毛和肠杂，留心、肝、肾与肉一起蒸。

2 将炙黄芪、白术、赤茯苓、当归身、桑葚、炙甘草、盐、益母草、陈皮装入净纱布药袋内，扎紧袋口。

3 将其余原料全部放入陶瓷罐内，加适量水放屉笼内用大火蒸2小时至熟透入味，揭盖取出，淋上香油即可。

功用解析 乌骨鸡补虚；当归身、益母草补血活血；红参、黄芪、白术、茯苓、陈皮健脾益气；熟地、黑桑葚、黑豆补肝肾。

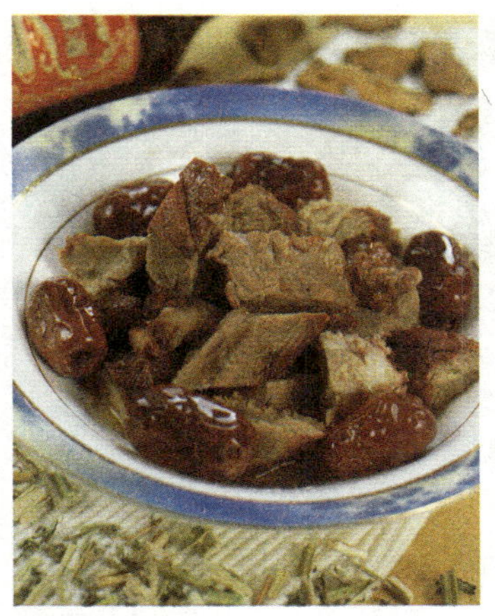

苓夏蒸牛肉

适用人群 / 气滞血瘀胞宫所致经闭，伴随白带增多，肢体困倦，神疲乏力，面浮足肿，小便清，大便溏。

用法及宜忌 / 7剂1疗程，勿久服。

原料 牛肉块120克，茯苓、苍术、干荷叶各12克，半夏、玫瑰花、川红花、桃仁泥、制香附、川牛膝各9克，干白术粉、葛根各15克，陈皮6克，薏米30克，益母草24克，生姜3片，大红枣9颗，葱白5根，盐、陈年老酒、鸡精各适量。

做法

1 白术、苍术、半夏、荷叶、葛根、桃仁、陈皮、制香附、益母草、川牛膝装入净纱布药袋内，扎紧袋口。

2 牛肉块与药包及其余原料放入陶瓷罐内，加适量清水放进笼屉内用大火蒸至2小时熟透入味，揭盖取出，淋上陈年老酒、鸡精即可。

木耳核桃糖

适用人群 / 肝肾亏虚引起的闭经，伴有头晕、眼花、面色苍白等症状。

用法及宜忌 / 每次服30克，黄酒调服，每日2次，一直服到月经来潮。

原料 黑木耳、核桃仁各120克，红糖240克，黄酒适量。

做法

1 将黑木耳、核桃仁碾末。

2 加入红糖拌和均匀。

3 放入陶瓷罐内封紧，食用时取用。

功用解析 核桃仁可滋补肝肾，可用于由肝肾亏虚引起的妇女闭经。

常见病对症调养名方
月经不调调养名方

月经不调是以月经周期异常，或月经量过多或过少为主症的月经病，一般有月经提前或错后，或月经前后无定期几种。中医认为月经不调，主要由于肾、肝、脾三脏及冲任二脉的功能失常，气血阴阳失调所致。所以，药膳的调节也是以调节肾、肝、脾三脏及冲任二脉的功能为主。

红花通经益肤粥

适用人群／ 适用于体瘦、血瘀症导致月经不调的妇女；面部有黑斑、体瘦、月经量少的妇女；体瘦、脸上皱纹多的高血压、高血脂、动脉硬化病人。

用法及宜忌／ 每日 1 次，分 2 次空腹食用，5 次为 1 疗程，间隔 5 日后可服下一疗程。如有血瘀症、月经量少、脸色暗黑的肥胖妇女服此粥，可以治病健体、护肤美容，应去掉红糖，以免肥胖加重。

原料 红花 3 克，当归 10 克，丹参 15 克，糯米 100 克，红糖 5 克。

做法

1 糯米洗净，用清水浸泡1小时。

2 将红花、当归、丹参一起放入砂锅中，用水煎2次，取药汁备用。

3 糯米置于砂锅中，加药汁与适量清水，大火煮沸转小火煨粥。

4 粥成时加入红糖拌匀即可。

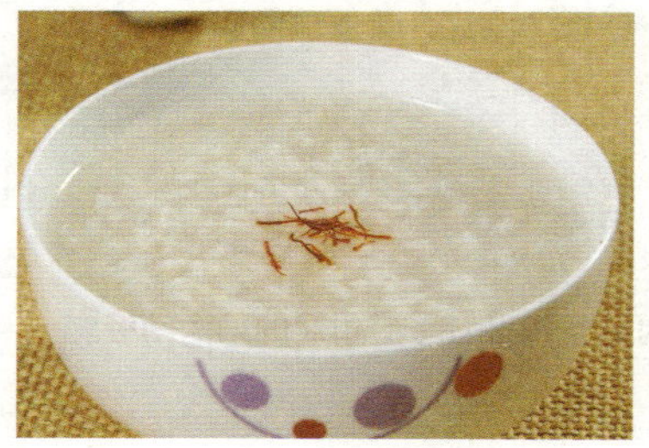

贴心提示

月经过多或持续时间过长，要注意排除子宫肌瘤、子宫内膜息肉、子宫内膜增生症、子宫内膜异位症等因素，一旦发现有这些疾病要及时治疗。月经过少且周期短者可能与内分泌有关，要注意排查全身性疾病。

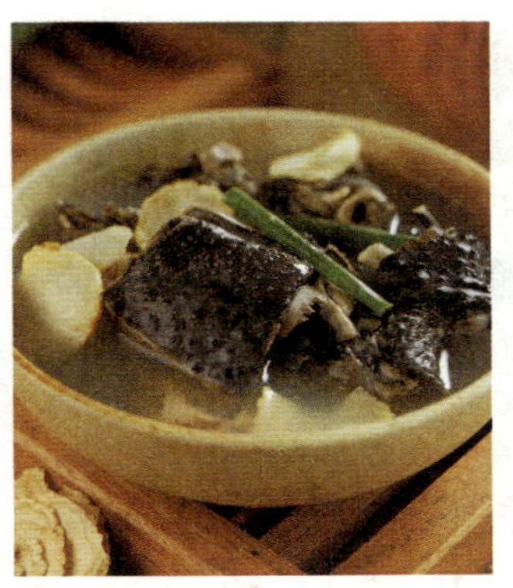

西洋参炖乌鸡

适用人群 / 滋阴生血、补气调经，适用于气血两虚所致的月经不调。

用法及宜忌 / 不宜同时用藜芦、五灵脂。

原料 西洋参、生姜、葱各10克，乌鸡1只，料酒、盐、味精、胡椒粉各适量。

做法

1 将西洋参润透，切薄片。

2 乌鸡宰杀后，去毛、肠杂及爪；姜洗净，切片；葱洗净，切段。

3 将西洋参、乌鸡、姜片、葱段、料酒同放炖盅内，加适量清水。

4 置大火上烧沸，再用小火炖至肉熟烂，加入盐、味精、胡椒粉调味即可。

功用解析 西洋参味甘、性凉，补气生津。

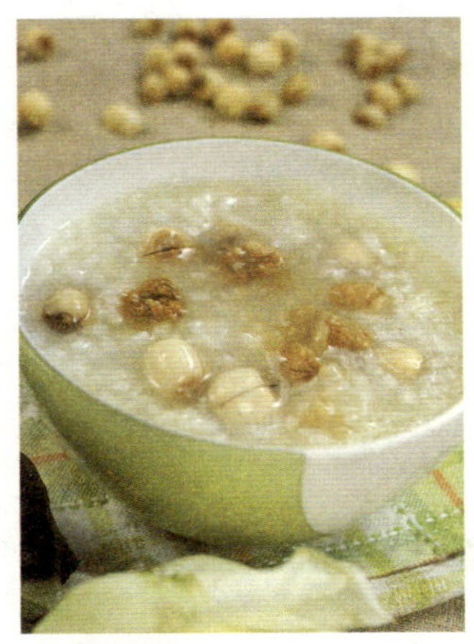

核桃莲子粥

适用人群 / 用于月经提前、经量多、经血颜色淡、质清稀，伴有腰酸、头晕、耳鸣、面色晦暗者。

用法及宜忌 / 每2～3日食用1剂，长期食用疗效好。便秘及产后忌食莲子。

原料 核桃肉60克，莲子30克，大米100克。

做法

1 将核桃肉、莲子、大米淘洗干净。

2 将原料一同放在锅内，加适量清水，中火煮成粥即可。

功用解析 补肝肾、调月经。核桃肉补肝肾；莲子健脾。

常见病对症调养名方

女性不孕调养名方

凡是在生育年龄的夫妇，同居3年以上未避孕而不能受孕者称为不孕症。中医学认为其病机与肾关系密切，并与天癸、冲任、子宫的功能失调或脏腑气血不和，影响胞脉、胞络功能有关。故选择食疗药膳时当以补肾、理肝、化痰及祛瘀为主，予以辨证施食。

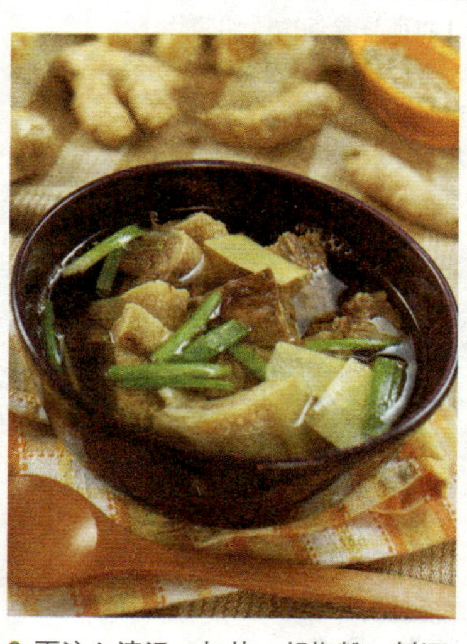

虫草炖鸡

适用人群／肾虚之不孕。

用法及宜忌／隔日1剂，10剂为1个疗程。

原料 冬虫夏草10克，老母鸡1只，姜片5克，葱段10克，料酒、味精、清汤、胡椒粉、盐各适量。

做法

1 老母鸡去毛及内脏，洗净剁成块。

2 将冬虫夏草与鸡块、葱段、姜片一同放入砂锅内。

3 再注入清汤，加盐、胡椒粉、料酒，炖煮2小时，加味精调味即可。

功用解析 补肾助阳，调补冲任。

▶贴心提示

冬虫夏草可直接碾碎服用或焙至60℃碾碎，每日5～15克。也可与鸡、鸭、猪肉炖食。冬虫夏草有一股特殊的腥臭味，用一般的炖汤、煎煮、研粉冲服等方法，有的人难以下咽，不妨将冬虫夏草做成胶囊一试。

温补鹌鹑汤

适用人群 / 用于体质虚损、子宫寒冷久不受孕者的辅助治疗。

用法及宜忌 / 喝汤吃肉，可佐餐食用。

原料 菟丝子 15 克，艾叶 30 克，川芎 10 克，鹌鹑 2 只，盐适量。

做法

1 先将鹌鹑宰杀，去毛和内脏，洗净。

2 将菟丝子、艾叶、川芎放入砂锅中，加入3碗清水煎至1碗，用纱布滤渣取汁。

3 将药汁和鹌鹑用碗装好，隔水炖2小时，加盐调味即可。

功用解析 艾叶散寒止痛、温经止血，用于小腹冷痛、经寒不调、宫冷不孕、崩漏经多、妊娠下血，外治皮肤瘙痒；菟丝子滋补肝肾、固精缩尿、安胎、明目、止泻，用于肾虚胎漏、胎动不安、脾肾虚泻，外治白癜风。

苁蓉羊肉粥

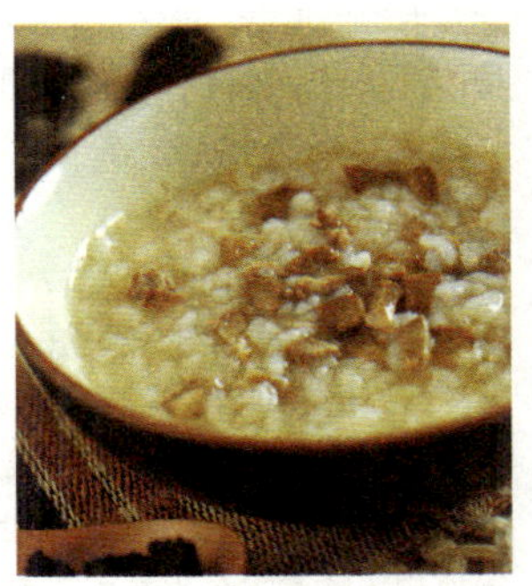

适用人群 / 主治肾阳虚之不孕，伴月经后期量少色淡，面色晦暗，腰酸腿软，性欲淡漠，小便清长，大便不实，舌淡苔白。

用法及宜忌 / 每次 200 ~ 300 毫升，每日 1 次，7 天为 1 疗程。

原料 羊肉、大米各 100 克，肉苁蓉 15 克，盐适量。

做法

1 先取肉苁蓉加300毫升水煮约20分钟，滤取汁。

2 大米洗净，羊肉洗净切碎同放锅内，加适量肉苁蓉汁煮粥，煮至米烂肉熟时，加入少许盐调味即可。

功用解析 温养肾精，补气养血。

贴心提示

盛产肉苁蓉的内蒙古、甘肃、新疆的民间百姓，对体虚带下的妇女，喜用鲜嫩肉苁蓉作食品，刮去鳞甲，以酒净洗去黑汁，切薄后同山药、羊肉作羹，如此食用，胜服补药。

常见病对症调养名方
更年期综合征调养名方

更年期综合征是指妇女绝经前后，由于卵巢功能的改变，使内分泌系统的功能暂时失去平衡，有些妇女由于体质的差异，出现如月经紊乱、头痛、心烦易怒、抑郁、失眠等症状。中医认为，更年期一系列症状主要因为肾气渐衰，冲任亏虚，天癸将绝，精血不足，致使阴阳失调、气血失和所引起。所以更年期综合征药膳主要以补肝肾、益气养血为主。

萱草忘忧汤

适用人群 / 此汤适于更年期易怒忧郁、虚烦不妥、忧郁烦恼、夜不能眠、注意力难以集中、记忆力下降者服用。

用法及宜忌 / 每日 1 剂，睡前温服。

原料 合欢花 10 克，黄花菜、蜂蜜各 20 克。

做法

1 将黄花菜用清水泡发，洗净备用。

2 将黄花菜、合欢花一同放入砂锅内，加适量水，大火煎沸后转小火煎煮20分钟，取汁，加入蜂蜜即可。

功用解析 本品除烦解郁、安神益智。黄花菜有清心、宁神、益智功效；合欢花为一种神经系统的强壮剂，具有舒解郁结、缓和紧张、减轻疲劳等作用；蜂蜜含有丰富的营养素和酶类，能促进人体的新陈代谢。

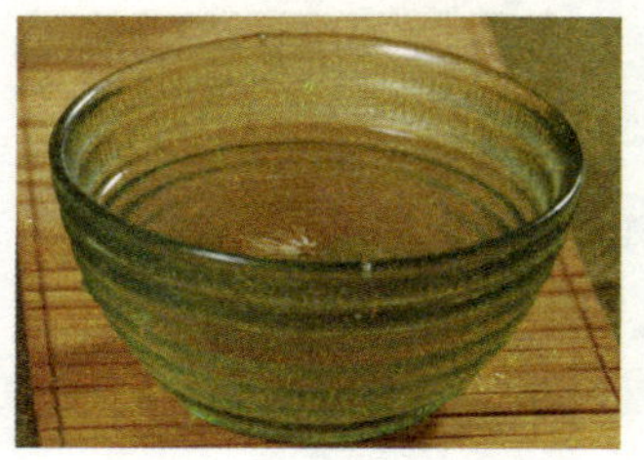

▶贴心提示

更年期要特别注意饮食调理，多食豆制品、新鲜蔬菜和水果，每日摄入的热量在200千卡左右，少食糖和高脂肪食物，尤其应限制动物脂肪的摄入量。如果症状比较明显，还应口服维生素，如维生素E、维生素B_6、维生素C等。

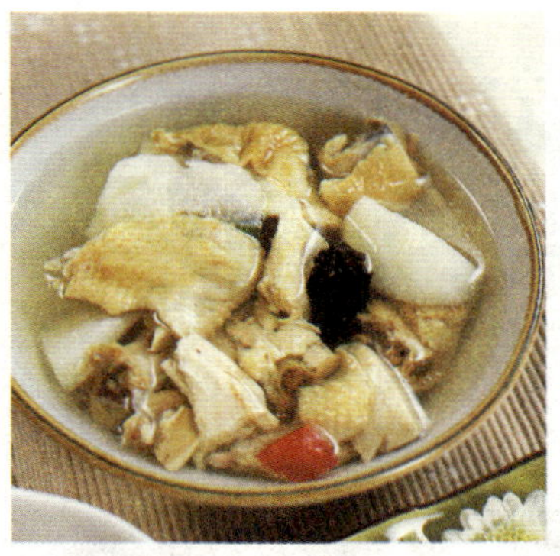

黄精鸡

适用人群 / 更年期综合征属于气血亏虚型。如头晕目眩、心悸失眠、耳鸣健忘等。

用法及宜忌 / 分2次食用。

原料 黄精30克，山药块60克，鸡肉块500克，盐、鸡精各适量。

做法

1 取黄精、山药块、鸡肉块，加适量水。

2 隔水炖熟，加盐、鸡精调味即可。

功用解析 黄精具有益气养阴，补肺、脾、肾三经的作用，久服轻身延年。

二仙龟汤

适用人群 / 适用于更年期出现的性欲减退、心烦易怒、健忘、失眠等症。

用法及宜忌 / 每日1剂。

原料 仙灵脾、仙茅各10克，百合20克，龟肉150克，料酒、盐、姜片各适量。

做法

1 仙灵脾、仙茅洗净装入纱布袋，龟肉洗净切小块。

2 将药包、龟肉及百合共同放入砂锅，加料酒、盐、姜片、适量清水。

3 小火煮至龟肉熟烂，捞出药袋，吃龟肉、百合，喝汤即可。

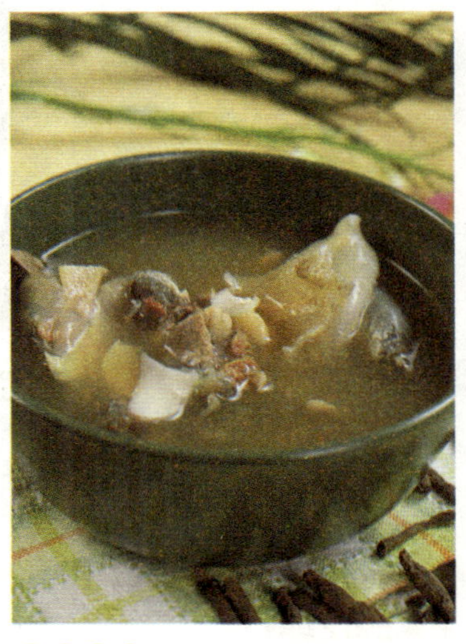

功用解析 仙灵脾、仙茅能补命门、温肾阳，有调节机体免疫功能的功效。

常见病对症调养名方
阳痿、早泄调养名方

阳痿、早泄是男性性机能障碍的常见病症，其发病的主要原因有精神过度紧张、焦虑恐惧等心理障碍。此外，男性尿道炎症、龟头炎等也是造成阳痿、早泄的原因。一般通过食疗，大部分都能收到很好的效果。

三子泥鳅汤

适用人群／ 阳痿、早泄、贫血者。

用法及宜忌／ 食肉饮汤，每日1次，连服10日为1疗程。

原料 活泥鳅200克，韭菜子、枸杞子、菟丝子各20克，水600毫升，盐、鸡精各少许。

做法

1 将泥鳅沸水烫杀，洗净。

2 韭菜子、枸杞子、菟丝子均洗净。

3 将泥鳅、枸杞子、韭菜子、菟丝子一同入锅，加入水，用大火煮沸后再改小火煨至水剩余300毫升时，加入盐、鸡精调味即可。

功用解析 具有暖中益气、补肾壮阳之功效。

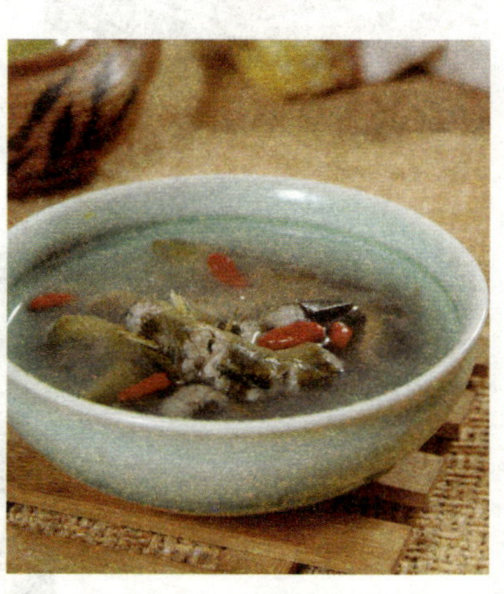

贴心提示

阳痿、早泄患者日常饮食中要合理调配具有温肾壮阳作用的药膳，以保证身体肾精的充足。可多吃壮阳益精类食物，如韭菜、核桃仁、蜂蜜、蜂王浆、狗肉、羊肉、羊肾、鹿肉、牛鞭、鹿鞭、泥鳅等，同时还要保证蔬菜、水果的摄入，以确保维生素的供给。另外，阳痿、早泄患者还应戒烟酒，并保证充足睡眠。

羊肾汤

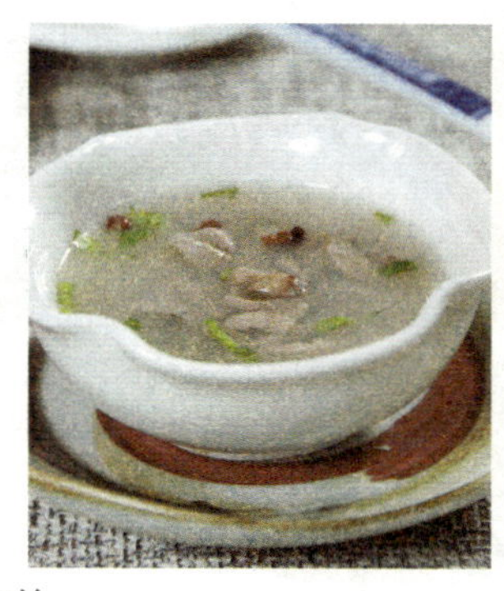

适用人群 / 适用于肾精不足引起的阳痿。

用法及宜忌 / 随意服，吃肉、骨髓，喝汤。

原料 鲜羊腰1对，猪骨头汤1碗，猪脊髓1副，花椒10粒，胡椒末少许，姜末5克，葱白2根，香菜末3克，盐适量。

做法

1 把羊腰剖开，去筋膜，洗净，切片；猪脊髓洗净，切成小段；葱白洗净，切丝。

2 把骨头汤与花椒、胡椒末、盐、姜末、葱白丝一起放入锅内，用小火烧沸，把猪脊髓放入汤中，煮约15分钟，再投入羊腰，改用大火烧沸3分钟，倒入碗内，撒上香菜末即可。

核桃炖蚕蛹

适用人群 / 适宜中老年人腰膝酸软、夜尿频数、阳痿滑精者食用。

原料 核桃仁200克，蚕蛹100克，植物油、料酒、盐、味精各适量。

做法

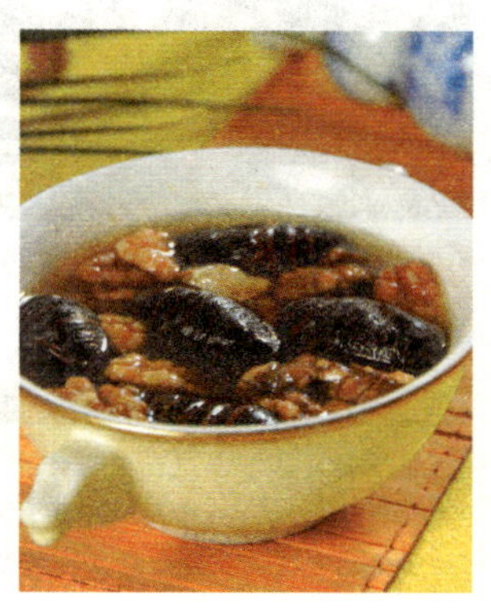

1 蚕蛹用水冲洗干净；核桃仁洗净，掰成小块。

2 锅置火上，倒入植物油，烧至六成热时，下洗好的蚕蛹，炒熟装碗。

3 在碗里放入核桃仁，拌入料酒、盐，隔水蒸熟，加味精调味即可。

功用解析 蚕蛹是纯绿色食品，是典型的高蛋白、低脂肪食品，含有20多种氨基酸，包括人体必需的8种氨基酸和维生素，有益脾胃、壮阳之功效。

常见病对症调养名方

脱发调养名方

全身营养不良或代谢功能弱都会造成营养障碍，从而导致头发干燥，发根发生萎缩，脆而易脱，严重者会造成早秃。预防脱发要注意补充一些头发生长必需的铁、硫、维生素A和优质蛋白质。同时，要忌食刺激性食物，改善不良的起居习惯等。

首乌黄豆烩猪肝

适用人群 / 适用于脱发、毛发干燥者的食疗。

用法及宜忌 / 佐餐服食。

原料 鲜猪肝 250 克，黄豆 50 克，何首乌 15 克，葱段、姜片、盐、白糖、鸡精、植物油各适量。

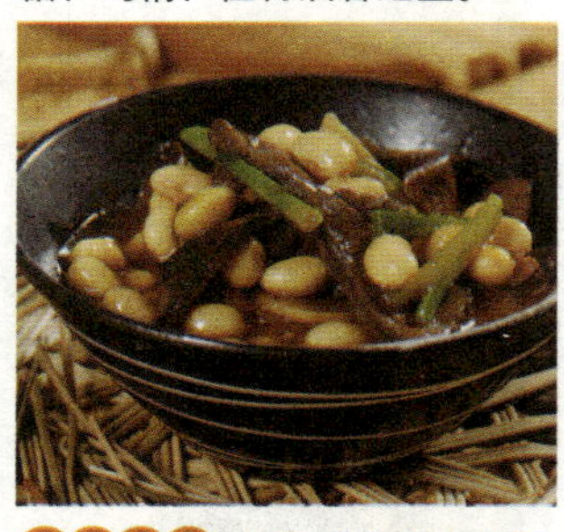

做法

1 首乌放入砂锅中，加水煮沸20分钟，取药汁备用；鲜猪肝洗净，切片。

2 锅内倒油烧热，下黄豆煸炒至出香味，倒入首乌汁，煮沸后下猪肝、姜片、葱段，大火烧沸后转用小火焖煮至豆酥，加盐、鸡精、白糖调味，起锅即可食用。

功用解析 本品中首乌与黄豆、猪肝同烩能补肝肾、益精血、乌须发、强筋骨，用于血虚萎黄、眩晕耳鸣、须发早白、腰膝酸软等。

▶贴心提示

脂溢性脱发常常出现在中青年身上，表现为头皮上有较厚的油性分泌，头发光亮，稀疏而细，或者头发干燥，头屑多，无光泽，稀疏纤细。脂溢性脱发是一种常见的皮肤病，发生脂溢性脱发者要注意休息，以利于恢复。

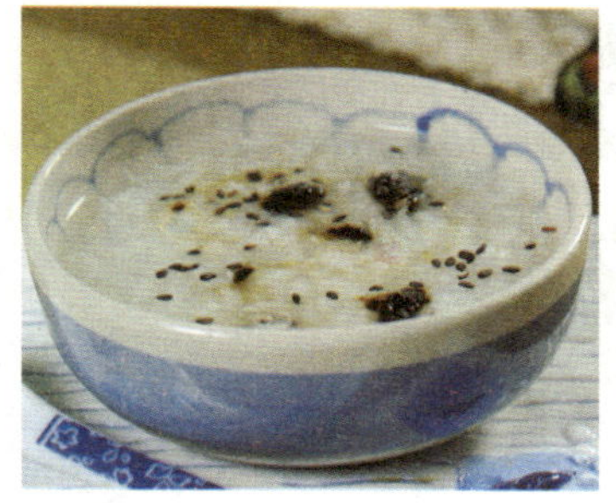

桑葚乌发润肤粥

适用人群/ 适用于健康的中老年人，有高血压、高脂血症的病人。

用法及宜忌/ 每日1次，分3天服完。脾胃虚寒而泄泻者不宜服用此粥。

原料 桑葚、黑芝麻各60克，粳米100克，白糖20克。

做法

1 粳米淘洗干净，用清水浸泡30分钟。

2 桑葚洗净。

3 粳米放在砂锅内，加入桑葚、芝麻，加清水，大火煮沸转小火煨成粥，加入白糖调味即可。

功用解析 本粥滋阴养血、乌发泽肤、补气益肺、延年益寿。

双黑粥

适用人群/ 适用于肾精不足引起的阳痿。

用法及宜忌/ 趁热随量服用。

原料 黑芝麻100克，黑米200克，红糖、樱桃各适量。

做法

1 黑芝麻淘洗干净，晾干，用火炒熟后研碎成粉；黑米淘洗净后，用清水浸泡40分钟左右。

2 砂锅置火上，加入适量清水，放入泡好的黑米，大火烧沸后，转小火熬煮成粥，关火撒上黑芝麻粉，加入红糖搅拌均匀，盛入碗中，点缀樱桃即可。

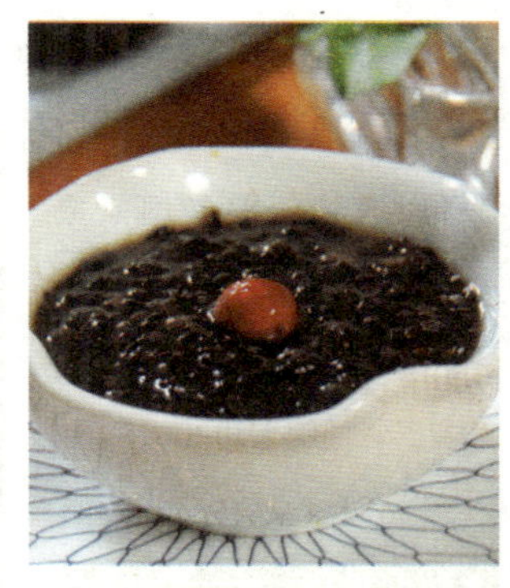

贴心提示

黑芝麻的营养价值很高，将芝麻磨碎后再食用，可提高人体对其营养成分的吸收。

常见病对症调养名方
前列腺病调养名方

前列腺疾病包括前列腺炎、前列腺肥大等。前列腺炎通常是尿道感染引起的，多有全身不适、发烧、寒战、阴茎内及根部疼痛等全身症状；前列腺肥大发病初期会有尿频、排尿困难等状况。男性前列腺疾病通过食疗可以达到较好的效果。

山药菟丝粥

适用人群／ 适用于小便赤涩不堪、淋沥不尽、神疲腰痛者。

用法及宜忌／ 每日服 2 次。

原料 怀山药 30 克，菟丝子 10 克，糯米 100 克，白糖适量。

做法

1 糯米洗净，用清水浸泡2小时；山药去皮，洗净切片。

2 将菟丝子放入砂锅中加水煎取汁。

3 将山药片、糯米同煮成粥，加入药汁同煮片刻后调入白糖即可。

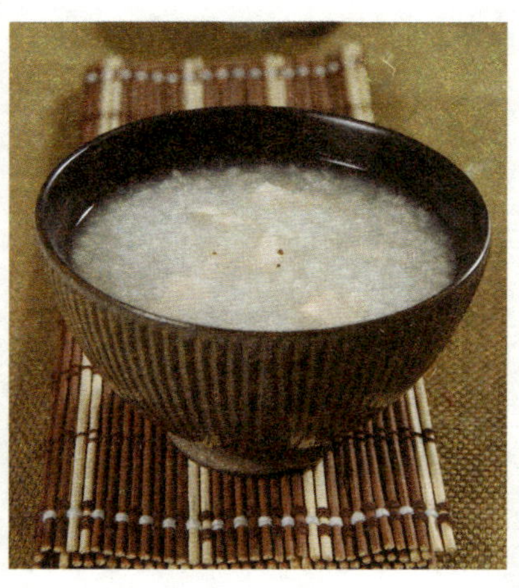

功用解析 此方诸药合用，共奏温肾健脾之功。

▶贴心提示

前列腺患者严重困难者，可能会导致化脓，充满脓液后溃破，血液及脓会释入尿道，此时须用外科手术来治疗。

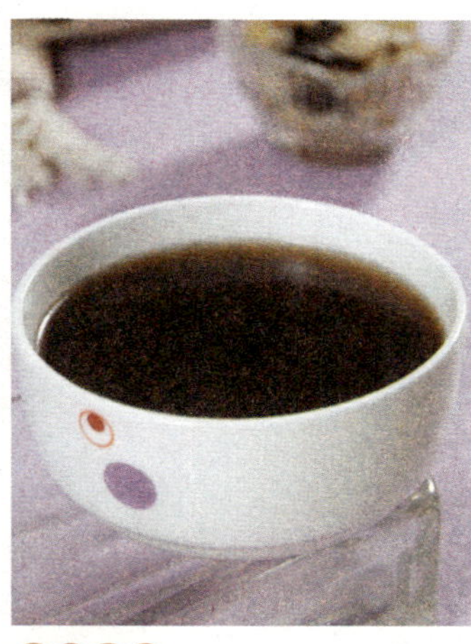

苏蜜煎

适用人群 / 适用于老人前列腺炎、小便短涩不利。

用法及宜忌 / 餐后饮服。

原料 鲜藕 300 克，蜂蜜 40 毫升，生地黄 10 克。

做法

1 鲜藕洗净，去皮后切成小丁，榨汁。

2 生地黄放入砂锅中，加适量水煎取80毫升药汁。

3 将藕汁、蜂蜜、生地黄汁混合后放入干净砂锅中，用小火稍煎即可。

功用解析 凉血益阴，益气通淋。生地黄清热消炎、养阴、生津，用于阴虚内热，骨蒸劳热、内热消渴。

二紫通尿茶

适用人群 / 适用于前列腺炎、排尿困难及尿频尿痛症者。

用法及宜忌 / 代茶饮用，每日 1 剂，连服 5 ~ 7 天。脾胃虚寒者忌用。

原料 紫花地丁、紫参、车前草各 15 克，海金沙 30 克。

做法

1 紫花地丁、紫参、车前草、海金沙研成粗末，置保温瓶中。

2 将500毫升沸水冲入保温瓶中，焖泡15分钟即可。

功用解析 紫花地丁清热解毒、凉血消肿；海金沙清利湿热、通淋止痛，用于热淋、血淋、尿道涩痛。本品清热利尿，可辅助治疗前列腺疾病。

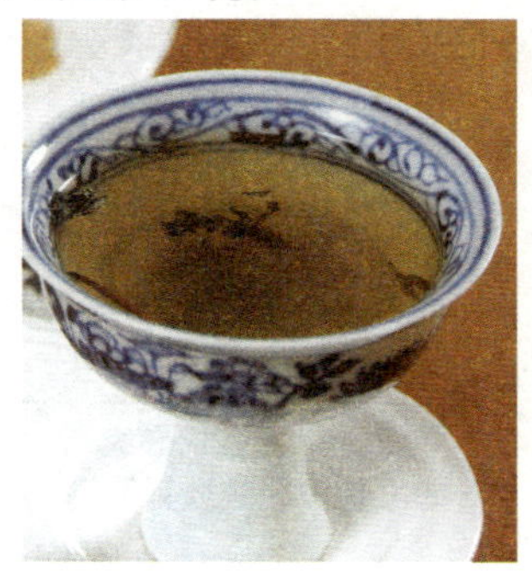

图书在版编目(CIP)数据

药房里买得到的养生名方/张银柱编著.—太原：山西科学技术出版社，2015.5（2025.2重印）

(国医养生堂)

ISBN 978-7-5377-5068-4

Ⅰ.①药… Ⅱ.①张… Ⅲ.①养生（中医）-验方 Ⅳ.①R289.5

中国版本图书馆CIP数据核字（2015）第071117号

国医养生堂 药房里买得到的养生名方

出 版 人：	阎文凯	**文图编辑：**	冷寒风
编　　著：	张银柱	**装帧设计：**	阮剑锋
责任编辑：	薄九深	**美术编辑：**	王道琴

出版发行： 山西出版传媒集团 · 山西科学技术出版社
地址：太原市建设南路21号　邮编：030012

编辑部电话： 0351-4922072

发行电话： 0351-4922121

经　　销： 各地新华书店

印　　刷： 文畅阁印刷有限公司

开　　本： 889毫米×1194毫米　1/32

印　　张： 3

字　　数： 80千字

版　　次： 2015年5月第1版

印　　次： 2025年2月第2次印刷

书　　号： ISBN 978-7-5377-5068-4

定　　价： 12.00元